気功に興味津津

「気」の存在、「気功」の意味、
「気功と現代」の接点を浮かび上がらせる

中村マコト

22世紀アート

目次

はじめに

気功は、現在まだ科学で解明されていない気というエネルギーを、健康、生活に役立てるものですが、気というものが何だか解からないと思う方が多いと思います。そこで気について少しお話ししてみましょう。実は、この世の中には不思議なこと、科学で解からないことがいっぱいあり、生命、自然、宇宙は実に不思議であり、私たち人間がまさに神秘的な存在なのです。そして気もまた同じく科学で解明されていない存在なのです。最近、少しずつ科学的なアプローチがされて電気的磁気的波動的に存在が認められてきています。気は不思議に思えますが、決して特別なものではなく、いつでも、どこにでも、誰にでもあるのです。ただここで大事なことは気の流れ方に違いがあるということです。流れの良い所はきれいでエネルギーの状態が良く、流れの良くない所はその反対です。

これは全てに当てはまります。中国ではこのことを「流水不腐」(流れる水は澱まない)という言葉で表しています。環境問題、健康問題は現代社会の大きな問題ですが、一人一人が気の流れを良くしていくことで様々なことが全て良い結果に結びついてくると言えるのです。気について、気功について、これからなんらかの役に立つようなお話を少しずつしてみたいと思ってます。

気に包まれて

私たちの身体や全ての物は常に気で包み込まれています。天の気が天から降り注ぎ、地の気が大地から湧き上がり、人の身体を包み込み、生気が保たれて生命が守られています。食べ物には地の気があり、水穀の気となって身体及び精神の活動の源となっています。日光浴、森林浴は自然の良い気が全身を優しく包み込み、深呼吸すれば新鮮な空気と天地の気を充分にいただけます。天から注がれている気と母なる大地の気に包まれている自分を想うと自然の恩恵に改めて感謝の念が湧いてきます。

健体康心

気功は数千年の歴史を持つ中国の素晴らしい技法です。その目的は、健康、幸福、平和と大きく、個人から社会全体にまで関わってきます。何故そう言えるかというと、現実世界の全ては調和することを目的としているからです。

気功の目的はまさに調和にあります。体内の調和、精神と肉体の調和、自と他の調和、そして人間と自然の調和、あらゆるものとの調和にあるのです。

東洋思想では全てのものは陰と陽のバランスから成り立っていて、そのバランスを取ることを陰陽調和と言っています。ただ現実には、無数の事象のバランスが関係しているので、口では調和と言っても実際は、そんな単純ではなく難しいと思う人も少なくないと思います。そう考えると本当に調和を取ることは難しく思えるのですが、様々な事柄の中で、まず自分の事から始めると良いと思います。自分の体調を良くし、気分を良くし、何となく楽しくなったり嬉しくなったりすることが、他のことにも良い影響を与え好循環になって色んな事と調和していくのです。

　では気功の簡単なやり方をお話しいたします。大きなところだけ考えていけばいいのですが、まず姿勢です。普通に立っても座っても良いのですが、ちょっと背筋を伸ばして楽にしてください。次に呼吸ですが、息抜きするという言葉があるように、気持ちを楽にして深く息を抜くという感じで吐いてみましょう。何回か繰り返すととても気持ちが落ち着いて来るでしょう。息を抜きながら力も抜けるところはどんどん抜いてみましょう。全部抜けなくてもいいのです。何となく体が楽になればそれでいいのです。体と呼吸と気持ちが楽になったら、そこから自分の調和が取れ始めます。これを息抜き力抜きと私は呼んでいますが、よかったら気楽にやってみてください。きっとリラックス出来て楽しめると思います。簡単ですがどうぞこの気功を行って、健体康心（健康）に役立ててみて下さい。

生活習慣

気功は気の流れを良くし、体調を整え、気分を良くし、楽しい生活が送れるように毎日の良い生活習慣にしていくことが一番です。生活習慣が体と心の状態を大きく左右し、運やつきにまで影響すると言えるでしょう。良い習慣はそれだけで人生の色々な事に役立っています。気功を習慣にしてしまうと、健康、若さ、美容、長寿など人生の大切な事が知らず知らずのうちに実現していくのです。気功は毎日無意識にしていることを、ちょっと意識して行なえば出来るのです。毎日深呼吸をしている人はとても良い習慣を身に付けていると言えます。呼吸は普段まったく意識しないで行っていますが、現代人は浅い呼吸になりがちです。緊張やストレスを受け続けていると呼吸はいつも浅くなり、酸素不足になって体調も気分も良くなくなります。深呼吸を行なうことで酸素不足を補えるのですから、する必要があるのですが習慣になってないと、忘れてしまってなかなかしないものです。気功は呼吸をとても大切にします。呼吸法はいくつもありますが、難しく考えず自分にあった気持ちの良い呼吸をしていけば良いのです。息抜き深呼吸と私は言っていますが、気持ちを楽にして、吐くほうに意識をおいて深く静かに、そして細く長く呼吸をしていけば自然と酸素が多く取り込めます。これをする時は少し姿勢を良くして、焦らず、気負わず、楽に十回位行なうだけで、身心共にリラックスしていけるでしょう。どうぞ思い出した時に、落ち着ける場所で気楽にこの息抜き深呼吸をしてみて下さい。それが習慣になればとても良いことです。

宇宙エネルギー

気は人体に流れているのですが、その実態は電子顕微鏡でも見えません。将来は気を見ることが出来るようになるかも知れませんが、そうなったら誰も疑うこともなく楽しいと思います。体は小宇宙といわれるほど神秘的で感動的です。何十億年と云うとてつもない時間をかけて、ここまで進化してきたわけですが見えないエネルギーとして気はビッグバンの時からずっと森羅万象を成り立たせているのです。私たち生命体は気があるから生きていられます。気という宇宙エネルギー（天地の気）を毎日充分採り入れ、体中に巡らすことが元気の秘訣です。その方法は決して難しいことではなく、むしろ誰でも無意識にしていることの中にあります。そのいくつかをあげてみましょう。日光浴、森林浴、温泉浴、滝などの飛沫浴、誰でもしていると思います。散歩、笑うこと、深呼吸、伸び、欠伸、みんな気持ち良いことです。

体に良いことは心にも良く、以上のようなことを気分良く続ける事により自然と気が体内を巡り元気が得られるのです。

気を採り入れやすい状態、巡らせやすい状態がありますが、それはリラックスしている時です。体も気持ちも楽にして深く静かに休むようにゆったりしている時です。

これを気功では放松(ほうしょう)と言います。放松の状態になることが気を採り入れ、巡らすことになり、これに慣れると、体調良好、気分爽快になってとても楽しいものです。忙しい現代人は、時々、放松すると良いと思います。

気功状態

気功を行なうということは、気功の形や動作が目的ではなく、ある状態になることです。その状態とはやや瞑想状態に近い、半睡半覚の状態で、半分眠って半分起きているような状態です。意識は勿論ありますが、何となく眠りにつく時のような深く安らいでいる時の感じです。

この時、体の中では自律神経の副交感神経が優位に働き始め、脳波はα波となり、深いリラックス状態になって、ドーパミンやエンドルフィンと言うホルモンが分泌され、ますます快適になり、内臓全般の働きが良くなります。気功を適度に気持ち良く行なうことによって、

◎気の流れと血行が良くなり、手足が温かくなり体も全体的に暖かくなってきます。
◎顔色、手、指、爪の色に赤みが増して健康的な感じに見えてきます。
◎そして、冷えの症状は少しずつなくなります。

◎血圧も心拍数も安定してきて、精神的にも安定してきます。
◎疲れも取れて、体力もだんだんとついて行動するのも楽になってきます。
◎自然治癒力、即ち免疫力が高まりますので、病気の予防、回復力が強くなってきます。
以上だけでも健康効果として大きいと思いますが、60兆の細胞全てを丈夫にしていきますので、美容や能力開発にも役立ってくると言えるのです。人間の可能性はとても大きいので、現在から未来に向かって夢や想いをより楽しく膨らますと少しずつでも良くなるのではないでしょうか。

一日一回でも気功の状態になれば、疲労回復、気分転換、ストレス解消になり、気分も体調も良くなって、現代のストレス社会でも長く健康維持に役立つことになるでしょう。

波動調整

皆さんは、何気なく入った場所で、何かその場の雰囲気を感じたことはないでしょうか。

その場にいる人達がかもし出している雰囲気というものがあるからです。例えば、緊張して張り詰めた雰囲気ではピリピリとした感じがし、人々が和やかに、くつろいでいる場所ではほっとする感じを受けたことがあると思います。目から受ける印象もかなりありますが、見た感じと違う肌で感じることもあります。何かを感じて後ろを振り返ると、こちらをじっと見つめている人がいたというような経験をした人も多いと思いますが、これは気配を感じているのです。気の状態が波動となって伝わっていると言えます。自分の波動と違った波動を受けると、何か違和感を覚え、頭でなく、体が反応するのでしょう。人にはそれぞれ波長があり、状況によって波長が変化しているのです。

体の気の流れの変化は微弱電流によって知ることが出来ます。脳波、心電波、神経を走るインパルス、これらの微弱電流は現代医学で無くてはならない大変重要な存在として有効に活かされています。気には電気、磁気、遠赤外線があるということが科学的に測定されています。

東洋医学では全身に流れている気を内気と言っています。そしてその中で、内臓に流れている気を臓腑の気と呼び、肝臓の気を肝気、心臓の気を心気、脾臓の気を脾気、肺臓の気を肺気、腎臓の気を腎気、そして胆気、小腸気、胃気、大腸気、膀胱気というようにそれぞれの臓器に気があります。

それはそれぞれの気にエネルギーの波動、波形があるということです。私たちは、この内部の波動を常に良い状態にして、全身の気の状態を調整することが大切です。中が乱れれば当然表面に現れます。顔色、唇の色、爪の色、肌の色つや、髪の毛など、そして姿勢や精神にも影響が出てきます。

現代において、気の乱れ、波動の乱れをそのままにせず、気功を行なうことで、少しでも気の調和、波動の調整をすることは健康生活を送る上で必要であると思います。

潜在世界

潜在意識とは意識出来ない意識ですから、はっきりと説明することも形にして現すことも出来ない世界ですが、間違いなく存在する意識の領域です。夢は潜在意識の世界と結びついていると言われ、夢分析により無意識の願望や本心を知ることも行なわれています。私たちの自意識は意識のほんの一部で、氷山の一角と言われ、潜在意識の下には、人類全体の共通の意識が存在すると言われています。それは無限の世界であり、また一つの世界とも言えるのです。

では意識とはどういう働きを持つのでしょうか。皆さんは何かを意識した時、意識した事が、何故か不思議に目に入ったり、耳に入ったり、実現したということを体験したことがありませんか。多くの方がこのことに心当たりがあるのではないかと思うのですが、本当のことなのです。

「想いは実現する」「求めよ、さらば与えられん」と昔から語り伝えられているように、想いや願いは現実にかなえられるものです。反対に出来ないと思い込んでいると出来ないことになってしまうというのも、思い込んでいるとおりになっているからなのです。

このことは先端科学の量子力学でも証明されています。量子力学では、人間の意識が原子、素粒子に影響を与え、現象を変えているということを明らかにしています。

オカルトではなく、初めて科学に意識が正面から取り上げられたのです。これからも画期的な発明、発見が続き、色んな事が解明されてくることでしょう。

気には物理的な気と精神的な気があり、前者には電気、磁気、空気、天気などがあげられ、後者にはやる気、気持ち、気合い、気力などがあげられます。精神的な気が物理的な気に働きかけ、影響を与えながら現象となって現れているのではないかと思いますが、気、意識は潜在的な世界にも働きかけ、より高いエネルギーを引き出しているのではないかと考えられます。より良い未来を心の中で創り上げながら、未来に繋げて行きたいと思います。

交信交流

全てのものには気が存在し、成立、存続、変化しています。何一つとして例外はなく気の状態の変化により移り変わっているのです。仏教ではこのことを諸行無常という言葉で言い表しています。様々な形が気によって造られ、それぞれが複雑に関わりあって数限りない世界が出来上がり、変化しながら、全体として美しい調和のとれた全宇宙が存在しています。

現実にある全てのもの、天体、小惑星、隕石、鉱物、生物、微生物、分子、原子、素粒子……など全てに気というエネルギーがあり、それぞれはお互いに影響を与え合って存続しています。気功では、

◎宇宙から注がれているエネルギーと大気中のエネルギーを天の気

◎大地から頂いているエネルギーを（食べ物も含めて）地の気

◎人間（生物）の細胞が持つ生命エネルギーを人の気

と呼んでいます。

私たちはこの三つの気があってはじめて生存出来るのです。

私たちのみならず、全ての生命はエネルギー体であり、他のエネルギーと絶えず交流し、吸収と放出を繰り返しながら調和を保っています。そして生物は生命エネルギーとしての気を持ち、他の生物と交信し、受信と発信をしながら生態系をうまく調節して共存しているのです。

気配を感じるというのは、この生命エネルギーを感じとっているわけです。森羅万象全てのものが関わりあって、広大なネットワークとなり、その中で完璧といえるほどの交信交流を行ないながら一つのコスモス（調和宇宙）を創り上げています。全てのものは見えないところで、みんな繋がっているのです。

光と気

光とは一般的には、人間に見える可視光線のことです。赤外線や紫外線、X線は見えない光線（電磁波）で肉眼では捉えられません。しかし、光は物質を反射して明るく耀いて見えるのであって、光自体が見えるわけではありません。光自体は見えないエネルギーということです。

気とはマクロからミクロの世界全てを造り上げているエネルギーの総称のことで、光のエネルギーも気の一部です。肉眼中心の物質世界では、「はじめに光あり」と言われるように光は大切な存在ですが、エネルギーが発生するのは、分かっている限りでは、ビッグバンの時で、その時に全てのエネルギーが発生し、光も生まれ、今の宇宙そして地球を造ってきたのです。

私たちにとって光は無くてはならないものですが、光だけでは生きていけません。重力、電磁力、原子間に働く力のように他にも現実に欠かせないエネルギーがあり、気は天地の間にあるエネルギー全てを含むスケールの大きなものです。

話はちょっと変わりますが、生命が突然、単細胞として地球に誕生したということについて考えてみますと、生命が生まれる前から生命の種としての生命エネルギーが既に存在し、環境が整った時に然るべくして誕生したのではないかと思うのです。それは東洋思想の「気が集まって生命は誕生し、気が分散して消滅する」という考え方にあります。生命が誕生する前に生命エネルギーとしての気があったということになります。気は物質も生命も造り上げている元のエネルギーと言えるでしょう。

生命はバイオフォトンと言う非常に弱い光を熱といっしょに出しています。蛍や夜光虫は光を放っていますが、一般的にバイオフォトンは肉眼で捉えることが出来ません。見えない弱い光が気として体の中を流れ、外に向かっても放たれています。これがオーラとして体全体を包み込み、気の流れのとても良い人は、明るく輝いているように見えるのです。

気のネットワーク

気は全てに通じています。繋がっているという意味でネットワークが出来ているのです。東洋思想ではこのことを万物斉同（ばんぶつせいどう）という言葉で表しています。万物即ち、全宇宙の天体から全ての生命体、人間、動物、植物、微生物、そして非生命体の鉱物、物質の構成分子、原子、素粒子はみな同じ宇宙エネルギーの気が集まって出来たもので、その意味で万物はみな同じであるということです。気が全てを造り上げ、調整維持し、一つの調和宇宙（コスモス）として気で結ばれたネットワークが実在していると言えるのです。

太陽と地球、地球と月は中心と中心で繋がっていて、太陽系の惑星も又、太陽と中心で繋がっています。また銀河系の中心と太陽は繋がり、銀河宇宙は大宇宙の中心と繋がり、全てが回りながら調和を保っています。大宇宙の中心部と全ての宇宙が繋がり、超巨大ネットワークが出来上がっています。全てが同じところに繋がるということを同源同根と言って、無限の存在も一つの存在になるのです。人間の中心は臍下丹田に在ります。気功では丹田は気が集まる中心的な場所として大切にしています。丹田を中心として気は経絡を通り全身に流れていて、そして地球の中心とも繋がり、天にも繋がっているのです。天と地、そして人が一体になることを天人合一と呼んでいます。気功では最も理想的な状態で、意識も体も軽くなり、まるで雲の中にいるような感じで、穏やかで大らかでこだわりもなく、自然の中にとけ込んで一体になっているというような境地を言っています。

気のネットワークとして体も意識も大宇宙の中心と繋がっていることを想うと不思議な気持ちになると同時に、ワクワクして楽しくなってきますが、皆さんも行なってみてはいかがでしょうか。

植物の気

植物には生命エネルギーがあり、呼吸をして、光合成をして生命活動をしています。二酸化炭素を吸い酸素を吐きながら動物と共存しているわけですが、最近では、植物に感情も記憶もあり、感覚も意識もあるのではないかということが話題になってきています。モーツァルトの音楽を植物に聴かせると、発育が良くなり、お米の味も良くなり、お酒の味も美味しくなるということが実証されています。植物は人の言動に素直に反応し、可愛がったり優しい言葉をかけたり愛情を持って育てると伸び伸びと元気に育つということを多くの人が経験していると思います。これは人と植物の気が通い合っているからではないでしょうか。見えない気がお互いに交流して、人も植物によって癒やされ、元気にしてもらっているのです。

植物は太陽の光を受け、光合成により二酸化炭素と水で澱粉を作り栄養にしているのですが、植物の体全体で周りから必要なエネルギーを吸収し、植物の気を放出していると考えられます。森には多くの植物から出されるマイナスイオンやフィトンチッドが大量に在り、植物の気で満ち溢れているので、森林浴が人の免疫力を高めるということはよく知られています。

大木には驚異的な生命力があり、屋久島の縄文杉は七千年の樹齢を持ち、今なお生き続けているのです。大木のその強い生命力から出ている気を受け元気になることもあり、また大木の育つ場所はとても大地の気が良く、そこに居るだけで気分も良くなり、元気になってくるのです。自然には植物の気が溢れているので、人間や動物が生きられ、お互いに気を交流しながら共存共栄していけるのです。

地球上には神秘的な生命が数限りなく存在し、生態系を創り維持していることを実感し、植物や全ての気を大切にして行きたいと思っています。

鉱物の気

母なる大地というように、地球は地球上の全ての生命の母体です。緑の地球とも言われ、その緑は植物が地表を覆っている為です。地表から上下に、わずか数キロメートル以内のところに何千万種類の生物が住んでいて、ここは生物圏と言われ、生物が生きていく為に必要な天地の気が多く集まっているところです。空気、雲、オゾン層、全てが生命を生かし守っていてくれていることに、偶然とは思えない何かとても有難い存在を感じます。

地表から下に目を向けると、そこは鉱物の世界です。鉱物の定義は天然に生成され地中に含まれる無機物で、岩、土石も鉱物になります。鉱物には色々な種類があり、鉄鉱石、花崗岩、玄武岩、金鉱、銀鉱、石灰岩などが有名です。そして鉱物はエネルギーを持ち、気を出しています。

鉱物には含まれている成分の元素特有の波動があります。例えば水晶の出す波動は人を癒やす働きがあり、磁石には磁気ネックレスのように血行を良くする効果があり、ゲルマニウムも健康に役立つように使われています。宝石類は特定の波動により、誕生石とかお守りとなり、貴重品としていつの時代でも大切にされていますが、全て鉱物に気があるからです。

エネルギーの使い方には気をつける必要があります。安全とされるものを正しく使うことが大切で、磁気にしてもゲルマニウムにしても適度に調節して、強く当て過ぎたり長く当て過ぎないようにすることが大切です。鉱物の中にはウランから出る放射性元素のように危険なものもありますが、それも生態系の中で調整が働いて、全体としてバランスを保つ為にあるのではないかと思います。

地球全体から出ている鉱物の気を、気功では地の気と呼んで天の気、人の気と合わせて重要視しています。温泉やミネラルウォーターには地の気が含まれ、野菜や果物には水穀の気とも言われる地の気が多く含まれています。

古代の巨石文明のことを想いながら、地に足をしっかり着けて足の裏から、また地面に寝そべり背中から地の気を感じるように意識してみると、地球のエネルギーが伝わり母なる大地の息吹が感じられて何か懐かしいような嬉しい気持ちになるのです。

同調現象

皆さんは二つ以上の音叉の音が共振して共鳴するということを経験したことがあると思います。これは同じ音の波長を持つ音叉が、一つの音の振動に同調し、共振して次々に鳴り出していくので同調現象と言います。波長が違うと共振しないので共鳴することはありません。

さて私たちは日頃、気が合うとか馬が合うという言葉で言われていることを体験していると思いますが、何となく合う、合わないということを理屈でなく身体で感じているのです。人同士の相性、感性、性格などが雰囲気に表れ波動となって交流している中で、同調する気は引き合い、同調しない気は何となく違和感や反発を感じているのです。また場所にも波動（気の状態）があって人によって落ち着く、落ち着かないという違いが出てきます。

動物は外からの波動を素直に感じて行動し、本音と建て前ということがなく正直に応えます。植物も同じで、育てる人が心から優しくしてくれると正直に応えてすくすくと育ちます。モーツァルトの音楽の波動は、人にも植物にも共振共鳴して元気や安らぎを与えてくれるということが分かってきました。癒やされると言う時はこの波動の持つ力が働いているると思います。

多くの人が共感し同調する波動は、共に笑い、共に感動する時が特に多いと思うのです。ただ集団心理とか群集心理とか言われるように周りの圧倒的な雰囲気に呑まれ、本来の波長に関わらず同調してしまうこともあるのです。

本来の自分の波長を取り戻し正直に出せる時は、やはりリラックスしている時です。身体も呼吸も楽になって安らかな気持ちに成れた時、人との繋がりが良い気の波動で交流し合えるようになり、それがより拡がって平和の気で満ち溢れるのが一番良い同調現象です。

気の時代

「仙人は霞を食べて生きる。」と昔から言われています。仙人は伝説上の存在で実際には見た人も会った人もいないとされています。しかし、仙人のようにすごく元気で長生きして活躍している方も世界中にはいるのです。

では仙人が食べるという霞とは、何の喩えなのでしょうか？　霞とは、「かすんでよく見えないもの」と辞書に出ていますが、生きる為のエネルギーを意味するものです。エネルギーは見えないので霞と言っているのですね。そしてこれこそ気功で言う天の気、地の気であり自然のエネルギーなのです。仙人は物質を介さず、直接大自然のエネルギーを体に十分に採り入れ、疲れを知らない超人として生きるのです。ではここで、私たちの身近にあるもので、生きる為のエネルギーになっているものを挙げてみましょう。

・光　光にあたると皮膚の中でビタミンDが作られます。光明と言うように、光の明るさは元気を与え、安心も与えてくれます。

・空気　酸素は勿論ですが、マイナスイオンも空気のビタミンと言って健康、元気にとても必要なエネルギーです。

・水　天然の水（岩清水、深層水など）にはミネラルがあり、地の気が沢山含まれています。滝からはマイナスイオンを貰えます。

・植物　酸素を出し、マイナスイオンも出し、食べ物にも、薬にもなり、安らぎと元気を与えてくれます。
・色 明るい色（赤、朱色、黄色、ピンク等）は元気を、そして、落ち着いた色（青、緑、ベージュ等）は安らぎを与えてくれます。
・形 ピラミッドや五芒星や六角形など、シンボル的な形にはパワーがありエネルギーを高めてくれます。
・音 モーツアルトの音楽のように免疫力を高め、脳波をα波にしてくれる音は、自然界にも多く存在します。
・香り アロマテラピーのように香りを楽しむことで元気、安らぎを得ることは生活の中でいつでも出来ます。
・言葉 パワーが出る元気言葉、気分を良くする安心言葉を多く使うと実際に力になります。

この他に唄、詩、踊り、笑い、語らい、触れ合い、感謝、感動、全てがエネルギーになり、積極的能動的に楽しみながら活かすことが気の生活で、物質の食べ物だけでなく、仙人の食す霞のように、これらの気を大いに食す（採り入れる）生き方に気づくことがこれからの気の時代の幕開けとなることでしょう。

言葉と気

言葉には二つの大きな力が有ります。文字として目から入る形の力と、耳から入る音の力です。漢字は象形文字で、元々の由来となっている形が文字として意味を表し、その形に力が有ります。また言葉の音、声は波となって伝わり、波長、波形の影響が現象面で力を持ち、特に「あ、い、う、え、お」の母音には後に響く余韻があり、力を持ちます。

言霊、真言、呪文には、まさしく言葉の力が強く働き、エネルギーとなって非常に大切な力となります。言葉は意識やイメージと深く関係して、良い力となる言葉を意識して多く使っていると、潜在意識に入り、良いイメージが身に付き、プラス思考になり、気の流れも良くなり健康や生活をより向上させることが出来るのです。

力やエネルギーや全ての道具は正しく安全に使ってこそ役に立ちます。言葉も正しく使うことが大事で、間違った使い方は「口は災いのもと」と言うように良くない結果を引き起こしますが、まず、言葉の力というものを正しく認識することが大切です。

言葉の発声、発音には一つ一つ違った波形があり波動となって広がり、同じ波動と共振し、同調現象を起こします。人と話していて良い感じを受ける時は、声質や話し方や言葉遣いに同じ波動を感じているからです。

六字訣という伝統的な気功の特徴として、六つの字の力が挙げられます。

嘘（シュウ）、呵（クアー）、呼（フウー）、呬（シャー）、吹（チュエー）、嘻（シー）の六文字をそれぞれ六回ずつ中国語の発音で、腹式呼吸で吐きながら心の中で発声すると肝臓、心臓、脾臓、肺臓、腎臓、三焦と六腑に働きかけ、臓腑の気の流れを良くし、体の内面から健康、丈夫になっていくという不思議な力がこの六文字にあるのです。中国で千年以上も前から行なわれている六字訣は、今も実践され、現代に活き続けています。

また字には書いた方の気が入るので、絵のように飾り眺めているだけでも素晴らしい名人の気が伝わってきてエネルギーとなるのです。

これからは筆跡だけでなく、文字の気を感じとることに意識を向けると、また新しい感覚が生まれてくるかも知れません。

伝統の力

伝統的な価値あるものとして、生活用品から美術品、工芸品、伝統芸能、伝統技術など文化的なもの、そして哲学、信仰など精神的なものが挙げられます。この伝統は長い時を掛け、人から人へと受け継がれ今日に至っているわけですが、そこには編み出した巨匠、受け継いできた匠の技術だけでなく、想い（意識）が気となって入り深い味わいを出しています。

技術革新により画期的な技術が生み出され、現在ますます新技術は日進月歩、秒進分歩で開発されています。工場では機械が機械を作るといったようなことが現実に行なわれ、コンピューターが感情を持ち、学習して知能を高めるというような、まるでSFの世界みたいになってきました。

新しいものの良さ、素晴らしさは当然ありますし、それによって生活様式も新しくなってきていると言えますが、人の心を惹き付け、深い味わいを出すものには伝統の手作りの技によるものが多いと言えるでしょう。

その深みとか味わいというものは、どこからくるものでしょうか?

それは作り手の気です。人がものを作る時、どんな気持ちで向かうか、その心の状態が関係しています。作者が心を込めて作る、魂を込めて作るという時、作るものに気が入るのです。人に感銘を与える、感動を呼ぶという作品には作者の心からの熱い想いが込められていて、技術的な完成度だけでなく、気迫や気品となって見る人に伝わっているのです。

伝統とは、画一的に合理的に作られたものではなく、長い年月を掛けて、人から人へ同じ技術と想いで受け継がれ、何世代にも渡り携わってきた達人、名人の気が込められた素晴らしいものであって、その伝統に込められた気を感じてみると、また新たなエネルギーが得られるのではないでしょうか。

大養生

大往生を考えることは良い生き方を考えるということではないでしょうか。その良い生き方として養生があります。素晴らしい養生の人生を、私は大養生と言うことにしてみました。

養という字には「養う、維持する」の他に「心を豊かにする」という意味もあり、ただ体を大切にする生き方だけでなく、如何にして心豊かな人生を送るかが養生の中にはあるのです。身心共に最高に充実した生き方が大養生です。

体と心は表裏一体で、体に良いことは心にも良く、心に良いことは体にも良いというように両方一緒に良くなって気の流れが良くなります。一方だけに意識が傾くと、精神偏重か肉体偏重か、どちらかになってバランスを崩し気の流れに良くないのです。養生するということはバランスの取れた生き方をするということで、日常の行ないを偏り無く節度を保ちながら有意義に楽しく送ることです。

一生を通じて気の流れが大体良ければ、養生していると言えるでしょう。気は血液と同じように絶えず体の中を流れていますが、生活習慣の違いで人により気の流れの良し悪しが出てきてしまいます。血行を良くするのも気の流れを良くするのも同じことで少しずつ慣れると良いのです。

息抜き、深呼吸、リラクゼーション、趣味、遊び、楽しみ、笑い、……その他何でも適度に全体のバランスを取りながら行ない続けることで、気の流れは益々良くなり、体調良好、気分爽快の日々が増え、心豊かな生活を続けていくことが大養生の生き方となることでしょう。

縄文の気

縄文時代は間違いなく存在していたのですが、実態はよく分からないことが多いのです。原日本と言える縄文文化は三内丸山遺跡の発掘以来、高度な技術を持っていたことが分かってきました。そこから類推して高度な思想、生活体系を築いていたと言えるでしょう。日本の歴史において最も長い時代でありながら、文献が残っていない為、詳しいことは知られていないのですが、残されている縄文土器や、貝塚以外に、縄文人の航海技術も高く、交易もあり経済も発展していたと言われる他に、戦争の跡がないということから、とても豊かで平和な時代であったと思われます。

ここで深く考えてみたいのは、縄文時代には戦争の跡がないということです。本当に戦争がないということが事実ならば、驚くべきことで、その思想や生き方を知って学び、そうなりたいと思うのは私だけではないと思うのです。

南米の高地やアマゾンに住む民族には、私たちが使っている自然とか幸せと言う言葉がなく、また有難うという言葉がないそうです。全てが自然で幸せで感謝の心で生活している人達が本当に現代にいるようです。縄文の人々もそうだったからこそ長い間争いもなく平和に暮らせたのではないでしょうか。

屋久島には樹齢7千年と言われる縄文杉が現存し、今尚、縄文時代から生き続け、縄文の気を感じさせています。縄文の気が大地や岩、大木、古木に込められて、意識を向ければ時を越え、豊かで平和で美しい世界を感じ取れるのではないでしょうか。

私たちが住んでいる日本には、大和の国、まほろばの地（素晴らしく立派な土地）として長く穏やかで平和な時代があったということを想いながら、落ち着いて深い息をして、放松（深くリラックス）しながら生活することを心がけてみることが太古の知恵を呼び起こし、新しい生き方に結びつくことになると思っています。

感の世界

感じるということは脳の働きがあるからこそ感覚として認識出来るのです。通常は五官を通じて五感として感じるものですが、五官を通さず感じる第六感というものがあることは多くの人が知るところです。勘、直感、閃き、胸騒ぎ、予感、これらは勿論、脳が働いていなければ認知出来ないのですが、五官以外のどこを通して感じているのかちょっと考えてみたいと思います。

五感の中で触覚は、圧感、温感、痛感のような皮膚を通して感じるものですが、あまり知られていませんが皮膚は色も感じます。真っ暗な部屋に入った時、その部屋の壁の色が全部青の場合と赤の場合、心拍数や血圧に違いが現れ、青の場合のほうが両方とも落ち着いてきて安定するのです。

このことから考えて、皮膚は色を識別する感覚器官でもあり、体全体で外界の変化を無意識のうちに感じ取っているということです。私たちがまだ自覚していない能力が体に備わっているという一つの証しだと思います。

昔から虫の知らせと言いますが、この虫とは、まさしく体で感じるもので、頭では判断出来ませんが否定出来ない感覚です。頭で理解出来ないだけに、気のせい、勘違いとしてしまいがちですが身心共に影響を受けているのです。

気功では気の流れを感じることを、気感または得気感と言っています。暖かい、涼しい、重い、軽い、痺れる、痒い、滑らか、渋いというような主に八つの感覚が気功の練功中、また外気療法の施術中に起こることがあり、これを八触と言っています。全て体感の世界で知の世界と違うところです。実際に気功を続けていくことで少しずつ体得していく感の世界なのです。

爽快感、充実感、満腹感、開放感という感覚があるように、満足する、幸福になるというのは満足感、幸福感という感覚が得られた時にそうなれるのであって、現象的なものは全てその手段です。目的はあくまでその感が得られることで、感謝、感動も大きく幸福感に繋がるのですね。

感知、感想、感得と言う言葉は感が先にきていますが、感じてから知る、想う、得るということは、感じる能力が大きいと言うことだと思っています。

現象と心象

現実に起きている事象として認識出来るもの全てを現象と言います。自然現象、物理現象、生理現象の他、科学で解明出来ないことは超常現象、超自然現象という言い方で表しています。これに対して、現実にあることではなく人間の心の中だけに描かれる心象風景は記憶から引き起こされますが、時には体験以外の潜在意識から起きることもあると思います。

では、私たちの意識が現象や心象に向いている時、脳そして体全体がどのように働いているのでしょうか？　そして気の流れや生理現象にはどういう変化、影響が出ているのでしょうか？

例えば、現実に目の前で起きている現象が好ましい事か、厭な事なのかで、その状況に応じて体内に変化が瞬時に起こります。脳波、血流、心拍数、血圧、ホルモン分泌などに違いが出てきます。好いと感じる時は良い変化が起こります。現実認識のありかたで体内変化の状態に差が生じているということが言えるのです。

また、心の中で起こっている心象イメージやストーリーによっても、現象によって引き起こされる変化と同じように体内変化は起こります。良いイメージ、プラス思考は気の流れを良くし元気も出てくることになります。また、夢を見ている時も、体は現実と同じように反応していて、厭な夢、楽しい夢、怖い夢、素敵な夢によって体は現実と同じ反応をしています。心象世界の出来事は大きな力となって影響しているので、やはり昔から言われている想い、願い、祈りは現実に通じる大きな力を持っているということになります。想うことに制限はなく自由です。どんな想いを選択するかも自由です。

この想うこと、描くこと、即ち心象が体に現れ、現象面にも変化を起こしているという法則を知り、身心共により良く働くようにすることを心がけて生活することが健康で楽しくなるコツではないかと思っています。

気が元

健康は気が元にあるからこそ成り立ちます。元々備わっている気が体の隅々にまで十分流れている時を元気と言い、良い状態で健康を保てるわけですが、気の流れが何らかの原因で滞ったり、乱れたりしている時は元気が無くなり、急に悪化したり慢性化していくと気が病むことになり、病気ということになってしまうのです。

少し話し広げて考えてみたいと思います。電化製品、電子機器、乗り物……全て電気があってこそ使えるのであって、どんな製品でも最初にバッテリーを十分に充電しますが、使っているうちにバッテリーの蓄電容量が減り、無くなる前にまた充電したり交換したりすることが必要になってきます。これを繰り返して使い続けるわけですが、大きくいうと私たちの体もこれと同じことを行なっているのです。人の気には電気だけでなく磁気、遠赤外線、イオン、プラズマ、バイオフォトンなどがある他、まだ分析しきれない未知のエネルギーが存在しています。気は全てをうまく調整していて、気は肝臓や腎臓に多く蓄えられ、丹田（下腹部）に多く集まっているのです。

現実にある全てのものにはエネルギーがあって、維持、存続出来るわけですが、エネルギーの状態により、勢いが出たり無くなったりしています。ミクロの究極物質から果てしない宇宙の全ての存在の隅々に至るまで、存在するあらゆるエネルギーが変化しながら全体の調和を取り、保っているのです。このエネルギーの全てを東洋思想では気と呼んでいます。森羅万象の全ては、気が元にあって成り立っているということになります。

人は元気な時は気の流れの状態が良く、病気の時はその反対ですが、それは元気、病気という言葉からもすぐ分かります。このように健康状態とは気の流れの状態が大きく関係しているのですから、気の流れを毎日良くしていく生き方、考え方、価値観を身に付け実践していくことが、単純ですがとても大切なことだと思っています。

流と溜

流（流れること）と、溜（溜めること）の大きな違いは、流体（液体、気体の総称）の動きにあります。流れるとは流体が移動して伝わることで、溜まるということは一ヶ所に留まって動かないということです。

自然界はこの流と溜をうまく調整しながら調和を維持しています。自然の気（エネルギー）の流れが大きく乱れたり溜まり過ぎると、地震、台風、雷、豪雨、山火事、熱波、寒波などの現象が起きてきます。しかしそれも自然の調節作用の表れです。現代は温暖化現象により大きく自然の気のバランスが崩れ、世界中で深刻な被害が起こっています。大気中に大量の二酸化炭素や化学物質が既に放出されていますが、これらが浄化されずに大気中に多量に溜まってしまい、地球を取り巻くオゾン層に異変が起き、宇宙からの強力な紫外線（電磁波）にさらされ、生物のＤＮＡにまで影響を及ぼしているのです。人類は否応なく変わらざるを得ないところまで来ているように思えます。

私たちの体には必要のものが流動するところと蓄えるところがあって、前者は血管やリンパ管、尿管、神経、食道や腸のようにうまく次に移動させているところで、後者は肝臓や腎臓、心臓、肺臓、脾臓のように一時、栄養やエネルギーを貯えてから送り出すといったように両方でうまく調節して健康維持を行なっています。この絶妙なバランスが、無理な負担を体にかけ過ぎたり、ストレスを溜め過ぎたりすると、取れなくなり変調が起こり、病状へと進んでしまいます。

万物流転の通り、自然も私たちの健康も、全ての流れを大切にして、溜め過ぎず偏り過ぎず、あるべき姿、状態を保つことが一番良いのです。気の流れを良くすることは全てを良くすることに繋がり、気功ではそれを疎通経絡、気血調和と言って大事な目的にしています。

日々の生活で余分なものを除き、必要なものだけを流通させ、「流れる水は澱まない」

という故事に従って生きていくことが自然、生態系、健康、社会にとって良いことになると思っています。

連鎖反応

一つの反応が次の反応を引き起こし、それによりまた次の反応を起こしながら、次々と鎖で繋がれているかのように繰り返し連続していくということを、正式に化学反応として連鎖反応という言葉で表しています。爆発反応、重合反応、核分裂反応など現実に化学的な連鎖反応として使われているのですが、今の時代の諸刃の剣となっているのです。

産業革命以来、先進国を中心にして人々は便利、快適を追求し、次々と様々なものを大量に生み出し、消費してきましたが、地球全体を取り巻く自然、環境が甚だしく激変している原因は、科学技術や人口爆発のほかに、もう一つの連鎖反応があるのではないでしょうか。

ある一つの出来事を契機に、関連した出来事が起こってくることも、社会的な連鎖反応といいます。仏教で言われる因果の繰り返しのようにも思えるのですが、見えない鎖で繋がっているとしか考えられない出来事が世界のあちこちで起こっています。

心の連鎖とでも言えるのではないかと思うのですが、良いことも悪いことも不思議に続いて起きています。報道される出来事は悪いほうがいつも多いのですが、良いことも必ず起きているのです。現象として起きていることは氷山の一角で、水面下では全てが関連して繋がっているので、リンクして繋がっていくと無限に広がり、繰り返し続いていきます。各個人の見るもの、聞くもの、感じるものが、一人一人お互いに影響し合って、恐怖や不安の連鎖も起こしていますが、それを何とか乗り越えようとして感動や希望の連鎖も起きていると思います。

実際に時代動向や世代意識に変化が起きていることは間違いありません。それが時代のうねりとなって、気が交わされ、通い合っているのです。一見無機質なネット社会に、ブログなどを通じて今までと違った心の交流、一体感が出来ているように感じます。今、忘れていた力と価値観が蘇るように思えるのですが、これもどこからか誰かから送られてきた見えない心の連鎖反応なのでしょうか。

今の時点

今という時間を確かに実感することは出来ますが、それは五感の感覚を通じて現実感が持てるからです。仮に五感が無い意識だけの世界を想像してみると、そこには時空の感覚はなくなり、上も下も前も後も無く、物も色も匂いも味も無い上、肉体の感覚も無いのです。ということは五感（五官）があるからこそ今という時間、空間を認識出来るということです。実感したり思考したりする全ての事柄が今の中に在るということです。（勿論五感の無い世界はあくまでも想像上のことで喩えとして引き合いに出したことです）

今の中に、現在、過去、未来、そして全てが在るということについて、更に考えてみますと、時空間、物質、エネルギー全てを観じたり、見たり思ったりするのは常に今です。今以外に認識することはないのです。

誰でも遠い過去を想ったり未来を想像したり、宇宙の果てやミクロの世界を考えたり観察したりするのは、今の中でそれが出来るということです。

今の時代、現代人は百億年の時空認識を共通して持てる時代であり、ビッグバンや恐竜時代、宇宙の中の太陽系、銀河系、ブラックホールのことから、ミクロのナノテクノロジーや反物質や暗黒物質のことも今の時点で認識されているということで、大ドラマチックな世界が今の中にあるのです。

気（全てのエネルギー）も不変であるという法則（質量不変の法則）から全てが永遠に今の中に存在し続けているということになるのです。

そして全てを認識出来るのは、六識（眼、耳、鼻、舌、身、意）があるからです。意（自意識、潜在意識、共通意識）が常に、今の時点で働いていることが全てを認識していると言えるのです。

未来を想うと意の中に未来が出来上がり、過去を想うことも同じことですから今を前向きにしていきましょう。

丹田

丹田とは気が集まっているところです。一般的に、丹田と言うと臍下丹田のことで臍の下の部位のことです。丹田は経穴（つぼ）の名称ではなく部位のことですが、臍下４㎝位のところにある気海という経穴を丹田の経穴としています。

意守丹田（丹田を意識すること）は気功の大事な要素で、気を丹田に導いたり、丹田から手の先、足の先まで経絡に沿って気を通して、疎通経絡（全身の気の流れを良くすること）、気血調和（気と血液の流れを良くすること）ということを目的にして行ないます。また丹田呼吸とも言われる腹式呼吸は西洋医学でも取り上げられているように大きな健康効果があります。

丹田には、上丹田、中丹田、下丹田の三丹田があります。みんな気が集まる大事なところで、気功では気注三田と言って気を入れたり導いたりします。

◎上丹田は眉間の印堂という経穴のところで、奥は脳の中心部になり神経の中枢のところなので、ここを意識する時は特に軽くして強くならないようにすることが大事です。
◎中丹田は胸の中心にある膻中（だんちゅう）のところで、奥には心臓があり、下丹田から中丹田を経由して両手指先や掌の真ん中の労宮に気を送ったり採り入れたりします。
◎下丹田は体の中心にあたるので、一般的に丹田と言えばこの下丹田のことを言い、一番活用するところになります。

頭頂部にある百会から天の気を採り入れ丹田（下丹田）に導き、湧泉という足の裏の経穴から地の気を丹田に導いて収めることは天地の気が丹田で繋がり、気が交流することになるのです。私はこのことを「丹田連結、天地人交流」と考えて、そう呼んでいますが、例えて言うと電気コードをコンセントに繋ぎ、電気を充電するようなもので、これを行なうことで実際にエネルギーが体に入ってきて元気になれるのです。

毎日、気を充電、蓄電するような感じで採り入れ、無駄に使わず、有難く大切に活かして使うようにすると、健康で楽しく過ごせて長寿にも結びつくことになるのです。

一体全体

「一体全体どうなっているのだろう。」と言う言い方をしますが、この場合の一体とは「本当に」の意味で、一体全体はさらに強めた言い方です。

面白いのは一体と全体が繋がって「本当に」の意味が強まっていることです。一と全、「一は全であり、全は一である」と言う禅問答のような問いかけがありますが、一体には「そもそも、もともと」と言う意味もあり、全体にも同じ意味があるのです。

そもそも、一から始まったのか、全から始まったのかの違いでミクロ的、マクロ的発想や概念に違いが起こりますが、仏教では、全てのものは変化している「諸行無常」であり、増えも減りもしない「不増不減」であり、存在しているもの全てで一つです。そしてそれは空でもあり「色即是空、空即是色」の可視と不可視一体で全体の世界を成すのです。

エネルギーがあって初めて物質が成り立つわけで、エネルギーのない物質だけの世界というものは有り得ないのです。森羅万象全てのものにはエネルギーがあり、気の世界では天地（宇宙）にみなぎる気を、浩然の気と呼んでいます。「気が集まって物、生命が誕生し、気が去って消滅するけれど、気が無くなるということはない」ということです。

気は見えないエネルギーであり、物質を成り立たせている力であり、全ての物事は気によって成り立ち、変化しながら調和、維持しているのです。そこには一も全も同じで区別することなく、全てが気で繋がって存在出来ているので、全一体とでも言うのが相応しいのではないでしょうか。

「一体全体、地球は、人類はこの先どうなっていくのでしょうか？」という疑問を現代の多くの人々が持ち、感じていると思います。東洋思想には「全体を良くして部分を直す」という考え方があります。一部だけに偏らず全体の繋がりを大切にしながら、自然との一体感、地球との一体感、他との一体感が増えていくことで、気が通い合う健全な全一体が出来るのではないかと思っています。

気配

「気配がする」とは気を感じることであって、五感とは違った感覚です。

この感覚は五官以外の何かが働いていると思うのですがはっきりと解明はされていません。胸騒ぎがする、不吉な予感がする、視線を感じるというようなことを多くの人が体験していると思いますが、みんな何らかの気を感じているのです。現代の多くの国も日本もストレス社会と言われ、私たちは常に色んなストレスを体に受けて不安を感じても、気配を感じることを昔の人に比べて正しく認識出来難くなっているのではないでしょうか。

動物は直感に優れ、特に野生の動物は異変に対して素直に反応し安全な所へ避難してしまいます。この能力も気を感じる、気配を感じる能力です。スマトラ沖の大津波で多くの動物が予知して大移動して助かっていた事実は有名な話になりました。

何故、人間は動物に比べて気を感じる能力が劣ってしまっているのでしょうか?

それは人間の脳が発達するにつれて、考える、想像する、記憶する、判断するといった頭の能力が圧倒的に体の能力より発達し、社会システムが進むにつれ、全身で感じることより、人間社会の常識、知識、知性で判断することに人類全体として移行して行ったからだと思います。

しかし、気はいつでもどこでも誰にでも存在し働いているのです。気は五感ではっきり捉えられないのですが、何らかの反応はあり、それが気配と言う言葉で表されているのです。理屈では分からない気配の感じを高めるには、体の感覚に意識を向け、活かして使い訓練することにより可能になり、少しずつ眠ってしまった能力を取り戻せるのではないかと思います。

目を閉じ、心身共に落ち着けて、深くリラックスする気功の状態になり、五感も薄まり、こだわりの無い状態でいると、潜在的な能力が目覚め、新たな感覚が蘇ってくるかも知れません。太古のめざめが今ここに起こり気を正しく活かした調和世界が実現するのも、あながち夢ではありません。

気の分岐点

「病は気から」と言うことを「健康は気から」と言うことに置き換えてみると、気持ちのあり方、気の流れ方を良くすることが健康にとっていかに大切かということに多くの人が気付くのではないかと思います。そこで気の流れを分けてしまう原因となるものについて一つ一つ具体的に考えてみることにいたしましょう。

1．姿勢ー正しい良い姿勢はそれだけで気の流れが良くなります。悪い姿勢は首を前に倒したままの姿勢や猫背、横座り、足組みして座り続けることなどで、気を滞らせてしまいます。

2．リラックスと緊張ーリラックスしている時は気が流れやすく適度な緊張は良いのですが、過度の緊張は気を滞らせてしまいます。また退屈や怠惰も気の流れを悪くしてしまいます。

3．呼吸〜深い呼吸や腹式呼吸は気持ちも良くなり気の流れを良くし、浅い呼吸は酸素不足になり気を滞らせます。
4．関節～体を緩めることは気の通りを良くしますが、特に関節は気の滞りを起こしやすいところなので、全身の関節を緩めることが気の流れを良くし、軽い関節運動はとても有効です。逆に、肩肘を張るというように関節を硬く強張らせていると気の流れは悪くなります。
5．イメージ～楽しく安らいで落ち着けるようなイメージを描いていると気は流れやすく、緊張するようなイメージをしていると気は滞ってきます。
6．言葉～イメージと共に穏やかで暖かく優しくて良い言葉を思い浮かべたり、声に出して使う時は気が良く流れます。悪い言葉は当然その反対です。
その他にも気の流れが良くなるかどうかに関する生活習慣や環境があります。睡眠、食事、運動、休息、新陳代謝、節度節制、などがありますが全て程々にしてバランスを取ることが大切です。

以上、気の流れを分けてしまう分岐点となるポイントを挙げてみましたが、気分とは気を分けると書きます。気分の良くなることは気の流れを良くしますので、毎日の気分を大切にして、空でも見上げて大いなるものを感じながら気分良く過ごせるようにしていきたいものです。

百薬分泌

百薬の長とお酒のことを言いますが、適量の酒は体に良いという表現です。百薬とは数多くの薬という意味で使われますが、体には薬となる成分の物質が備わっていて、状況に応じて分泌されています。

「笑う門には福来たる」とよく言われますが、福には健康が含まれていて、よく笑うと免疫が高まります。ある病院では患者さんに治療の一環として落語を聞かせているそうです。実際に、よく笑った後は血液中に免疫物質が増えるので回復力、自然治癒力が高まるのです。

唾液には消化作用、殺菌作用を持つ免疫物質が多く含まれていて、よく噛むということは、唾液の分泌促進となり大事なことです。

涙は目に栄養を運び殺菌作用もあるとても良い目薬になり、瞬きすることで目を濡らし守っています。

また楽しんでいる時や嬉しい時には、エンドルフィンやドーパミンというホルモンが分泌され、それらには鎮痛作用を持つ成分が含まれ、心身ともに快適になるのです。笑ったり、楽しんだり、深くリラックスしていると気の流れが良くなり、体内で百薬のように多くの免疫物質が分泌され、体調良好、気分爽快になり健康状態が良くなります。そして毎日の飲食物も医食同源と言うように薬になっています。

また五感を通じても体の百薬が分泌されます。きれいな景色や植物を見て気持ちが休まる時、モーツァルトのような心休まる音楽を聴いたり、アロマテラピーで香りに癒されたり、滝や森林浴や温泉浴、人と温かく触れ合う時、また感動する場面にあったり、素晴らしい本や映画、珠玉の言葉に出合った時など、身心にとっての薬が実際に体内で泉のように湧き出てくるのです。実に有難い、在り得ない様な神秘的、奇跡的、感動的なことが私たちの体の中で起こっているのです。

全て生命に与えられて備わっている素晴らしい現実の能力です。当たり前と思っていたことの中に、とてつもなく素晴らしいことがあったことに気付き、感謝しながら大いなる気に意識を向け、新たなる気持ちで未来に向かって生きたいと思います。

無論の事

無論とは言うまでもなく、論ずるまでも無いという意味ですが、日常茶飯事で当たり前となっている事の中にとてつもなく素晴しい事が隠されている事があるのです。

「私にも気はあるのですか?」とか「気は出せるのですか?」という質問が気功師として仕事をしている私のところに、かなり多く寄せられますが、そんな時私は「勿論です。気はありますし、出ています。」と答えます。気は特別なものではなく、全ての人にあり、体内を流れ、外からも入り、中からも出てもいるのです。多くの現代人がこの事実に気が付いていないだけなのです。

今、電気があるということを疑う人はいないでしょう。世界中にはまだ電気を使わず、昔のままの生活をしている人達もいると思いますが、78億の人類のほとんどが電気を理解し生活に活かしています。今では電気の有無を論ずる人はいませんが、電気が発見される前には雷の正体も静電気の現象も何であるか分からず、何か不思議な特別なものの力と思っていたに違いありません。

確かに気は今でも科学で解明されていないので、解かり得ない不思議なものと思われているでしょう。しかし、現代科学では説明出来ない気も少しずつ研究解明が進み、今後新たな気に関する発見がなされるでしょう。そうすれば全ての人々が気を正しく認識し、正しく活用することが出来る時代が来るでしょう。

気は不思議ではありますが、特別ではなく、全てのものの中に間違いなくあり、宇宙の全てを成立させ、維持、変化、消滅を繰り返しながら調和させている、とてつもなく素晴らしいことを実現している根源的なエネルギーです。

今後、気が注目され研究の対象になって来ると思うのですが、気について多く論ずるよりも、気を実際に体感し、生活に役立てられることがより良いことではないかと思うのです。

気があるのが当たり前、出ているのが当たり前になり、気の有無については、「それは無論の事」と言われるようになる日が来ると思うのですが、みんなが気を活かして生活出来れば、健康で元気、若くて綺麗、そして長寿という人々がどんどん増えてくることは大いに可能であると思っています。

底流

流れには色んな流れがあります。液体、気体、固体、電磁気、音波などのエネルギーが現実に絶えず流れていて、無数の電波や人の意識の念波などが物体と同じように流れています。場所や条件により流れ方に差が出てきますが、水でも不純物が少なくサラサラしている水と、不純物、混合物が多くドロドロしている水では流れ方に違いが当然表れ、きれいに澄んでいるほうがより良く流れます。また電気も媒体の電気抵抗の違いで電流の状態が違ってきます。全ての流れに、このことが当てはまります。流体の質、流れ道、抵抗物質などが流れ方の良し悪しを決めています。

さて底流というと川や海の底の流れをいうほかに、人の心の底に動いている感情や勢いを言います。空気や水やマグマの流れも何層にも重なって流れが存在しているように、心にも様々な状態が混在し、心模様とも言い表されています。体の中にも勿論、多くの物体やエネルギーが流れているのですが、環境や心が複雑に関係しながら私たちは多くの流れの上に存在しているのです。

自然、体、心の状態は相互に関わり合い、人の健康、元気、未病、病気などに大きく関わっています。体調は心に影響し、気持ちは体に影響し、自分のあり方が他人に影響し、個人は社会に、社会は個人に関わり、人間の活動が自然や生態系を変化させ、そしてその結果、自然が人間の体、心、生き方に変化を起こしているのです。これは全て一連の流れの中で、途絶えることなく時空の繋がりで繰り広げられていることなのです。その最も底流にあるものこそ、気です。気は根本のところで全ての存在を繋ぎ、太古から未来永劫に至るまで無くならず宇宙全体を調和、発展させているものです。いずれ認識されることとなると思っていますが、底流に確かに流れている気は、表に現れず静かに脈々と流れているので気付かれにくいのですが、気の流れに従い、逆らわず乱さず、深い底流のところに合わせていけば、自然も人間も社会もより良い姿になっていくことでしょう。

無我夢中

我を忘れ夢中になる、没頭する、必死になる、こういう時は普段出ないような力が発揮されます。その極端な場合が火事場の馬鹿力というものです。自分でも信じられないような力が、その場の条件により発揮されることになるのです。

この隠された力は誰にでもあるのですが、科学的に証明するとなると難しく、どこにそんな信じられない超人的な力が備わっているか実証出来ないのです。ただ潜在的に備わっているというしかなく、ある特定の条件下で、身心の状態に変化が起きて、普段の何十倍という力が出てくるのです。私たちがこの力を上手く活かすことが出来ると、偉大なことが出来るのです。

意識する、しないに関わらず、偉大な業績を残してきた方々は、うまく力を発揮していたのです。無我夢中になっているとき、自然とその目的に向かって全集中力が出て、最高に能率良く能力が発揮され、抜群に優れた結果になるのです。

これは気功の放松状態に近いのですが、無我という状態は迷い無く、こだわり無く、目的とする対象と一体となるという状態で、潜在的に備わっている力が引き出されるのです。先天的に得意とするものを行なう時は、わりとすんなりこの状態になることが出来るのですが、多くの場合は長年、修練し、繰り返し行なっているうちにこの状態に入り、次第に体得出来てくるものです。

気は科学でまだまだ解からないことがあり、どんな力が気で発揮されるか全く未知のことで、潜在意識や共通意識と結びついていて、計り知れないことです。誰もが、この未知の素晴らしい可能性を持っていることを認識することから、今より更にこの秘めた偉大な力を発揮することが可能になると思っています。

人間は凄い力を秘めている存在であるということを、みんなで気付き、自覚して大きな世界に向かって羽ばたいていきたいものです。今までの常識に縛られず、無我の状態、夢中の状態、気功の状態になることで、新たな扉を開いていけるということに気付くことが出来るのではないでしょうか。

気は心

少しの量や額の贈り物でも、賭ってくれた人の気持ちが込められている時に「気は心」と言いますが、その贈り物にはその人の気が入り心が込められます。科学的に解明されなくても、気は感じるものですから感覚的にそれが伝わり誠意ある言動もその心が相手に伝わっていくのです。

気も心も見えないのですが、誰もが持っていて人間の本質的なところです。心は精神活動そのもので脳が司っていますが、気は精神活動も肉体維持も活動も可能にしている根本のエネルギーです。

気はあらゆるところに存在し、宇宙から原子の中まで全てにあり、真空の空間まで満ち満ちているエネルギーです。気は全てを造り、繋いでいる無限の存在ですが、それを認識しているのは人間の意識、即ち心です。

心は自意識と言えますが、無意識の世界では個人の意識を超えた集合意識（共通意識）で全ての意識が繋がって一つになっていると言われています。

個々の気も心も全てが一つのところで繋がっていて、全てで一つです。見えないけれど必ずある気そして心（意識）は、体や物を作り上げ、現実世界を存続させていると思います。

気も心も全てが繋がっているということは、私たちの作るもの、贈るもの、話す言葉の全てに気があり心があり、人から人に込められた誠意や真心が伝わる時、量は少なくてもより大きなものとなるのです。

小さい物事であっても気は無量のものですから、心を込めて行なう時には、その気は相手に伝わり大きく心が共鳴するのです。いつの時代でも変わらぬ大切な見えないものがここにあるのです。

不可視の気

「大切なことはね、目に見えないんだよ。」この言葉は有名なサン・テグジュペリの「星の王子さま」に出てくる言葉です。作者はとても深い意味を込めて書いたと思いますが、この言葉をすごくシンプルに考えてみましょう。

大切なものはたくさんあるし、見えないもの、聞こえないものもたくさんありますが、本当に大切なものとなると一体何でしょうか。それがないと今の世界がないというものがあります。太陽、地球、天体、元素、光、重力、電磁力、それらの一つでも欠けると私たちの現在の存在はありません。そして私たちはこのことを理解できても日常意識することは少ないと思いますが、ものを成り立たせ作用させている力こそ本当に大切なものではないでしょうか。その力は森羅万象を作っていると言えるので、神という偉大で特別な力とも言えますが、それで最終の結論とする前に少し科学的なアプローチをしてみましょう。

宇宙には無数の物体（恒星、惑星、小惑星、隕石、チリ）ガス体、生命体（まだ地球以外の存在は確認されていません）が、存在します。

その全てを成立、調整、活動、変化、維持、調和させている力＝エネルギーを古くから中国では、気と呼んだのです。

天地の間にみなぎる気を、浩然の気といって、マクロからミクロの全てを存在させているエネルギーです。東洋思想では「生命は気が集まってきて誕生し、気が分散して死滅する」と言われます。気には分析しきれない未知のエネルギーが含まれているのです。気に意識を向けることで未知のエネルギーを発見することにつながる可能性があります。そして本当に大切なものは目に見えないというサン・テグジュペリの言葉が今、現代に大切なことを投げかけているのではないでしょうか。

六淫七情

「敵を知り己を知らば百戦危うからず」とは孫子の兵法に出てくる言葉ですが、ことわざにも「君子危うきに近寄らず」という大きな教えがあります。

では私たちの健康、生活にとって何が敵で何が危うきことか、ちょっと考えてみましょう。

気の観点から見れば全てはエネルギーの状態で決まります。その状態は時と場所により、大きな違いが現れます。エネルギーの状態が良く、絶えず補充されていれば人は健康、元気でいられ、土地は「イヤシロチ」（癒やしの地）という栄える場所です。

反対にエネルギーが低く常に不足しているところは「ケガレチ」（気が枯れた地）という寂れる場所で、体にも良くないのです。このように生命にとってエネルギーのあり方、採り方が重要です。もうお分かりのことと思いますが、エネルギーを失くすような事や場所が、健康生活にとって気をつけるべき敵であり危うきことなのです。

東洋医学では「六淫七情」という病邪の原因があります。

六淫とは、暑過ぎ、寒過ぎ、乾燥し過ぎ、湿め過ぎ、強風、のぼせほてりのことで、七情とは、喜び、怒り、憂い、思い悩み、悲しみ、恐れ、驚きの感情が過ぎることです。

これらが健康状態を悪化させるので、日々心がけて避けながら生活することが肝心です。

その他、不摂生（暴飲暴食、不眠不休、過度な運動やダイエット、偏食など）をしないことが身を守ることになり、色んなバランスをとりながら生活することが気を正しく活かすことになります。

理屈はさておき、出来ることから実践してみてはいかがでしょうか。

環境変化と気

気はあらゆるところに存在し、全てのものに影響を及ぼしています。

気の流れが良いところでは、生物は元気で活気があり、その場の雰囲気も何となく明るく感じます。反対に気の流れが良くないところでは、生命は活気を無くし、何となく沈んだ感じがします。気の流れは季節や天候、地形や地下の状態にも左右され、変化が起こります。

東洋では古くから、気を知り、それを活かす方法があり風水、龍脈と呼んで現代にも応用されています。

さて現代は、かってないほど機械文明が発達し、便利、快適を追及して今やＳＦの世界のようになってきています。ロボット、クローン、ナノテクノロジー、デジタル技術、プラズマ技術など、これから更にハイテクは加速されると思われます。しかし、その反面、地球環境が悪化し、生態系に大異変が起きています。種の絶滅、反対に異常繁殖、自然災害、新種の病原菌の発生、そして、人の体と心にも大きく影響を及ぼしています。

社会の複雑化、環境破壊による強いストレスが気の流れを乱し、人類全体に大変化を起こさせようとしています。ＤＮＡにまで変化が起きるのです。

遺伝子にはトランスポゾンという動く遺伝子があることが解明されていますが、実態はまだよく解っていないのです。これがこの大変化にどう動いて、どう変化するかは誰も分からないので、今後注目する必要があるでしょう。

話がちょっとそれましたが、気の乱れに対し、そのままにしておけば体内の気は乱れるままになり、病気になりやすくなってしまいます。少しでも気を調えることを積極的にしていけば、変化にうまく対応して行くことが可能になり、健康維持に役立つでしょう。

エネルギー圏

人体のことが分かれば分かるほど不思議で神秘的なものを感じてきます。

現代の医学、科学で、今迄見ることが出来なかった人体の隅々まで見ることが出来るようになり、現代の解剖技術から驚くべき仕組みと働きが解明されてきました。これからもどんどん研究は進んでいくと思います。

しかし人体には更に肉眼では見えない深奥な世界があるのです。現代の超精密な電子顕微鏡でもナノテクノロジーでも捉えることが出来ない気と言うエネルギーの世界です。その中では、エネルギーの状態が高密度のところ、低密度のところ、強いところ、弱いところがあり、膨張し収縮し、回転し渦状となり、法則が働いて調和がとれ、エネルギーが織り成す神秘の世界があります。エネルギー圏といえるその世界が人体の中にあり、その上に物質が調整され存続しているのです。

東洋医学、東洋思想では、気というエネルギーが集まって生命体は誕生し、気が分散し消滅すると云われています。気は全ての元となる大切で有り難いエネルギーなのです。

現代社会では無駄に気を消耗することが多く、環境破壊によって自然の気も乱れ、その結果、慢性疲労、病気になる人が増えています。これから私たちは、本来の生き生きとした活気と元気を取り戻し、健康で楽しい生き方をする為に、気を正しく理解し有効に活かしたいと思います。

第三の気

陰陽論という東洋思想があります。全てのものは陰と陽の相対する二極で成り立ち、保たれているという考えです。天地、昼夜、男女、上下、左右、前後、明暗、強弱、内外、動静、剛柔、表裏、熱寒、虚実……。

この考えはあらゆる事象に当てはめられ、永く東洋の根本思想として現在も応用されています。

では陰陽二元論について考えてみたいと思いますが、二つのものが釣り合う為には必ず中心点があります。支える中心点となるものがなければバランスは取れない上、二つの関係もおかしくなります。陰陽論では「陰が強くなると、陽が弱くなる」とか、「陽極まれば、陰に傾く」ということが言われ、どちらにも偏らず、陰陽のバランスをとることがもっとも大切であるいうことが言われています。そこでそのバランスをとるためには、どうしても陰陽の中心となる存在が大切になります。その大切な中心について、さらに考えてみたいと思います。二極の対立構造が成り立つには中心となる存在が必ずあります。気についてその存在を、陰の気と陽の気が中和した沖気（ちゅうき）という言葉で言い表しています。陰陽和した気が沖気であり、第三の気と言える沖気こそ理想的な気であり、調和のとれた状態です。

また、二極の中心に意識をむけて、物事を捉えることがとても大事です。中心は中に隠れ見えなくなり、いつしか見える表面だけを論じたり考えてしまいがちですが、常に真ん中の存在に意識を向けていくことで、調和が取れてくることと思います。

陰陽和した第三の気と言える沖気のような存在を大切にしていくことが調和の道に繋がることになるではないでしょうか。

六の秘訣

気功は歴史が古く、中国で数千年という長い年月、時代を経て、多くの人々の間で行なわれ受け継がれて今日に至っているわけですが、その間に色々な種類の気功が行なわれて来ました。その中に、六字訣という伝統のある有名な気功があります。六つの字の秘訣という意味でその名がついたのですが、六字訣の話の前に、六という数について考えてみたいと思います。

東洋医学で六については、今はあまり言われなくなった六行説という考え方があります。現在は五行説が使われ、六行説はあまり知られなくなりました。また、五臓六腑はよく知られていますが、これも古くは六臓六腑といって五臓にほかにもう一つ心包という臓器が加わっていたのです。まとめてみますと

◎五行説は五行（木火土金水）に全ては分類されるというもので、

◎六行説は六気（陰陽風雨晦明）に全てはまとめられます。

◎五臓六腑は肝臓、心臓、脾臓、肺臓、腎臓の五臓と胆のう、小腸、胃、大腸、膀胱、三焦の六腑ですが、

◎六臓六腑には五臓の他に心包という心臓を包み込む臓器があります。

そして六字訣は、「噓、呵、呼、呬、吹、嘻」の六つの字が六臓六腑の働きを高め、内臓全般の調子を良くし内面から健康になる為に数千年前から行なわれてきた医術系の気功です。

話は少し変わりますが、六角形は自然界で調和がとれた形で、美しくて、強い構造を作

ります。蜂の巣や亀の甲羅、ベンゼンの分子構造が六角形ということはよく知られていますが、土木建築学で「ハニカム構造」といわれる六角形を組み合わせた構造が建造物のほか航空機の翼の内部や天体望遠鏡の基盤にも応用されています。雪の結晶は有名ですが、きれいな水の結晶も六角形になることが分かってきました。

また第六感という感覚は誰でもがあると感じているところだと思いますが、今の時代に、昔の東洋の人々が使っていた六行、六臓のような、いつの間にか忘れられてしまった考え、感覚、能力、が見直され、使われるようになってきているのではないでしょうか。

常時放松

放松（放鬆）という気功で大事な要素があります。意味は体を緩めて身心ともにリラックスするということです。全ての気功はこの放松が必要で、逆に緊張して体を硬くして行なうことは良くないのです。

武道もスポーツも舞踊でも姿勢と共に、無駄な力を抜くことは動きも良くなり効果も上がることに結びつきます。放松している時は気の流れが良く、エネルギーが働きやすくなり、物事に集中している時や好きなことに没頭している時と同じく、効率は高まり思わぬ力が湧き出てくるのです。気功を続けると自然治癒力が高まり、病気、症状の治癒、予防になり、健康増進や精神安定も得られるようになってきます。集中力や持久力もついてくるので能力アップにも結びついてきます。

放松している時は、体の中で気の流れ、血液の流れ、リンパ液（体液）の流れが良くなります。東洋医学用語で、気血水と呼んでいますが、この流れに乗って全身の60兆の細胞に必要な養分が運ばれ、体内の老廃物や疲労物質も取り除かれているのです。こうしてまた元気が出てくるのですが、放松の効果は体内だけのことではなく、外界との交流が良くなることが素晴らしいのです。

それについて私たちが見失いかけていたものがあります。生命活動する為にはどうしてもエネルギーが必要ですが、私たちは食事からエネルギーを捕っているだけではなく、呼吸からも、皮膚からも、経穴からも宇宙エネルギーを吸収し、また自らも外に生命エネルギーを放出しています。このことを忘れがちですが、見えないところで内と外、自と他、個と全と絶えず交流し続けているのです。植物と動物は片方だけでは存在出来ず、双方で交流し、エネルギーを補いながら生存していることからもこのことが真実であることが解ります。

体を緩め、楽な息をし、気持ちを鎮め、放松の状態になることで内外の交流が良くなり、思わぬ閃きやアイデア、またパワーが出て来ることがあります。常に思い出した時、放松してみましょう。

意識と気

意識と気の関係を表す言葉として意気相随という気功用語があります。

意と気は相随う、という意味ですが、意というのは文字どおり意識のことで、気功では、意守と意念に分けています。意守は体の部位（場所）を意識することで、意念とはイメージを描くことを言います。

体のある場所（経穴）を意識する意守としての用語には、

◎意守丹田／下腹部を意識すること

◎意守湧泉／足の裏の経穴の湧泉（土踏まずの少し上）を意識すること

◎意守百会／頭頂部の経穴の百会を意識することなどがよく使われます。

気功の練功中に描くイメージとしての意念は良性意念と言われ、

◎きれいな自然の景色や草花を想うこと

◎気持ちが安らぐ好きな情景（楽しいこと）を想うことがあげられます。

意識をこのようにして働かせると、気の流れが意守した場所に導かれ、全身に行き届くことに繋がり、穏やかなイメージを描く意念の効果で気の流れと共に自律神経が安定してきます。このように意識のあり方使い方が気功では大切な要素なのですが、意識に関してもう一つ大切なことがあります。それは、火候適度という言葉です。

火候とは火加減とも言われ、意識する度合いの調節のことで、意識を強過ぎず弱過ぎず適度に保つということを火候適度と言い、あまり強く意識すると意識過剰になり火が強くなるということになって、気の流れを悪くしてしまうのです。意識の使い方は意守にしても意念にしても軽く適度にすることが気功ではとても大切です。気功では真剣になったり、頑張ったりするよりも、身心共に軽く楽に無理をしないやり方がいいのです。

現代の競争社会において、この考え方を取り入れると身心のバランスが取りやすくなり、色んなことに役立ちます。今、ようやくこのことを考えられる時に来たのではないかと思います。

身心解放

気功で最も良い状態を入静と言います。静かな境地に入るということですが、入静状態になると、体はとても軽く快適になり、心は非常に穏やかで安らかになり、身の回りのことがあまり気にならなくなり、こだわりもなく大らかな心境になっていきます。程度の違いはありますが、気功を気持ち良く楽しむようにして行なうと、この感じが少しずつ得られるようになってくるのです。この状態になること、またこの状態を楽しむことは現代人にとって忘れられ失いかけていた、大事な価値ある行為であって、楽しみの一つとして多くの人がこれから実践していくことを私は望んでいます。

現代では常に結果や効率が強く要求され、このように身心共に解放されるという時間や行ないが大変少なくなってきてしまったと思うのですが、生活面でも健康面でもバランスを取るためには、今、積極的に解放することを行なうことが必要ではないかと思います。

解放の解は、「ほぐれる」と読みます。放は気功では、放松という言葉で表している深いリラックス状態のことです。ですから身心共に解れて、深くリラックスすることにより気の流れがとても良くなり、健康に生活に多いに役立つのです。

体と心は表裏一体で切っても切れない関係です。体に良いことは心にも良く、健康と言う字は健体康心（健やかな体と康らかな心）という意味で、身心一如です。

ほんのつかの間でもいいのです。少しだけ身心の解放を試みてはいかがでしょうか。深呼吸でも伸びでもいいのです。花や香りや音を楽しむのも良い方法だと思います。繰り返しや積み重ねが習慣となり、健康的生活になっていくのですから、心がけてリラックス、リフレッシュ、リセットしてみましょう。段々と元気が出て、体調も気分も良く爽やかに楽しく毎日が送れるようになれると、とても良いと思います。

三調自調

三調とは気功で行なう三つの調整のことで、その三つとは気功の三要素とも云われる調身、調息、調心のことです。三調は自ら整える技術です。調身は身体を調えることで、調息は呼吸を調えること、調心は心を調えることで、気功では常に必要なことです。三調を自ら行なうことにより、気血の流れが良くなり自然治癒力が高まり、内臓の働きも良くなり、脳波もα波の状態になってきます。

簡単にやり方を説明しますと、

◎調身は姿勢を正して、頭の上から下に向かって足元まで体を緩めていくやり方で、緩んでくると少しずつ体が楽になってきます。

◎調息は呼吸に意識を向け、何回か深呼吸をしながら、ゆったりとして落ち着いた楽な呼吸になっていくことです。
◎調心は丹田（下腹部）を軽く想い、気持ちを落ち着けることです。
以上の三つのことが気血の流れを良くしていくことに欠かせない条件で、一つでも無くてはならない要素です。

調弦、調律といって楽器の音の調整を演奏者は演奏する前に必ず念入りに行ないます。三味線はまさしく三本の調整で、三調と同じですね。また「三本の矢は折れない」という昔の武将の話も有名ですが、三つ合わさると相乗効果で安定し強くなるということです。

気の流れは三調を行なうことで体、呼吸、心が好循環になり、だんだんと良くなってくるのですから、何回でも繰り返しながら気長に焦らず、のんびりと行なうと良いのです。自ら調えることで、自ら気の流れを良く出来るようになっていくのが気功の自主練功の特徴です。

やり方を正しく身につけてしまうと、ちょっとした時に出来ますので、気の流れが滞りやすい現代生活において、どうぞ少しでも心がけて気楽に気軽に行なって健康に過ごせるようにして行きましょう。

膨張と収縮

私たちの現実世界には宇宙全体に働いている法則があります。一つの法則だけではなく、いくつもの法則がありますが、いくつか挙げてみますと、万有引力の法則、慣性の法則、遠心力の法則、質量普遍の法則、作用反作用、E＝MC2乗（相対性理論）、量子論……まだ他に色々な法則が発見されています。

でも大きく考えると、マクロからミクロの世界まで全てには、膨張する力と収縮する力が働いているのです。この二つの力、膨張と収縮が複雑に組み合わさって様々な現象を引き起こしているのです。渦状に働いている力は求心力という収縮力と、遠心力という膨張力があって釣り合っています。

体の中でも、外界で働いている法則が同じように働いています。細胞一つ一つに共通の力が働き、全体としての調和が保たれ、私たちの生命活動、精神活動が出来ています。体は小宇宙と言われ、大宇宙と同じ力で成り立ち、活動し、維持され、変化しながら調和しているということで、その全てがまさに芸術的で感動的で、そして神秘的な存在であると思います。

大自然の法則により、全てがほとんど完璧といえるほど、うまく調整され常に他との繋がりの中で生命体としての地球（ガイヤ）の生態系を維持している他、原子、分子の構造に至るまで変化、調整されているのです。このことを思うと圧倒されるほどの驚嘆、興奮、感動を覚えます。

はるかに人智を超えた意思や智恵が働いているとしか考えられませんが、私たちは分かる範囲内で検証していくことも大切だと思います。

精神と肉体はやはり収縮、膨張を常に行ない活動しています。例えば心臓は休みなくこの力により血液の循環を行なっています。血管も収縮したり、膨張したりしていますが、それは自律神経がその状況に応じて調節しています。

体は緊張すると収縮し、リラックスすると膨張してくるわけですが、現代はストレス社会と言われるほどで、多くの人が収縮傾向にあるのです。そこで気功を行なうことによりリラックスが深まり、膨張することが増え、バランスの取れた状態になるので気功が大変役に立つと言えるのです。力みや気負いを無くし気持ちを鎮め、体も緩め、楽に息をすることで、身心共にバランスの取れた健康生活が送れるようになるととても良いと思います。

天体と人体

地球も含め全宇宙のことを、私達は天体と呼んでいます。天の体と書きますが、天の意味するところは、とても深く計り知れないほどの大きな存在だと思います。日本では昔から自然のことを天然と言って、単なる自然現象、物理現象だけではなく、天の自然という意味で天然と呼び、そこには崇高な何かが言葉に加わっているように感じます。天然には物理的な法則だけでなく、物理を超えた新たな真理があるような気がしています。

また、私達がお天道様と呼んでいる太陽は、単に物体としての太陽ではなく、大自然に働いている全ての力の象徴としての存在だと思います。天の道に繋がる大切な存在として先人は、お天道様と呼ばれたと思っています。

そして人体は小宇宙と言われ、大宇宙に匹敵するほど神秘的、驚異的であり、まだまだ解からないことが沢山あるのです。人は霊止とも言われ、肉体の中に精神的な実体があるのです。人体は物質だけでは決して成り立たず、エネルギー体として気があり、意識や精神という不思議な存在があってはじめて成り立っていると思います。

ここで改めて天体と人体を見てみますと、私たちは宇宙という天の体の中にいると言えます。そして、人の体の中には見えない気、意識が存在し、全てが備わってはじめて人間として存在出来ているのです。

このことを考えると、気というエネルギーが天体と人体の隅々にあり、単に物理的な気だけでなく、精神、意識としての気も天体、人体の全てにあるのではないかと思えますが、とにかく気というのは何とスケールが大きい事でしょうか。

三宝

三宝とは仏教で仏法僧のことを言う言葉ですが、東洋思想で、天の三宝、地の三宝、人の三宝と言って大切にしていることがあります。キリスト教でも三位一体と言って三つのことを大切にしています。三という数は現実に、とてもしっかり安定するという数なのですね。では天地人の三宝についてお話ししたいと思います。

◎天の三宝とは、日、月、星

◎地の三宝とは、風、水、火

◎人の三宝とは、精、気、神を意味しています。

天空に見えるものは代表的な太陽、月、そして無数の星々、そして地上には風、水、火という基本的に大事な三宝があることは分かりやすいと思うのですが、人にある精、気、神とは一体どんなものでしょうか?気功ではとても大切にしているもので、よく使われる言葉です。

精とは、私たちが食事をして、食べ物が体の中でおかゆ状になり、腸から血液に吸収され全身に運ばれます。このおかゆ状になった栄養のエキスのことを精と言います。精がつく食べ物と言う言葉はここから来ています。

気とは、精が酸素と合わさってエネルギーとなったもので、全身の活動が気によって可能になります。

神とは、全身の機能が気によって正常に行なわれ、精神が養われて人間としての精神活動が出来ることを神と言います。精神がしっかりしている状態を得神と言い、精神がなくなることを失神と言います。

人間として正しい精神活動が出来、良い精神状態でいられるには、基本となる食べ物、空気そして見えないエネルギーの全てが必要なのです。

人の三宝としての精、気、神を思いながら、呼吸したり、食事したり、生活していけば、気の流れが良くなり精神的に充実できるのではないでしょうか。

全と個

全とは全てを含んだ集合体で、個とは独立した単体のことです。

しかし、これは物体の三態としての固体、液体の状態の時に当てはまるもので、気体の状態の時は当てはまらなくなります。固体の場合、肉眼でも捉えやすく個として独立して存在していることを認識出来ますが、液体の場合は個としての形態が壊れやすく、一滴の水と言うのも雨粒のように空中に漂う間とか、葉の上で静止している水玉のように短時間しか存在出来ず、すぐに変形し合体し個としての形、大きさを変えていきます。海は切れ目無く地球全体の水として繋がっているので、一つの個としての存在と言えます。

太陽系も一つの存在と見れば個であり、銀河系宇宙も同じ見方をすれば個であり、全ての個々の集合体が全としての大宇宙と言えるのです。でもその大宇宙もやはり一つの個でもあるのです。

では気体の状態で個ということはあるのでしょうか？容器に気体を入れた時は容器の

分だけ個として捉えることが出来ますが、遮るものがない時には個は無くなります。元素や素粒子は固体と言える存在ですから正確には気体の中は固体、液体が絶えず変化しているのですが、気体全体を一つと見た時、境はまったく無く、逆に個とも全とも言えるのです。

さらに気と言うエネルギー体で見ると、個として存在しているもの全てに気があり、気は絶えず流れて個と個を繋ぎ、はるか無限の彼方まで全てを繋いでいるのです。エネルギーの密度が濃いか薄いかの違いで造られた個としてのあらゆる存在がエネルギーの総和した全宇宙の中で調和しているのです。

気は全ての個を繋ぎ全と成し、全はまた一つの個として無限の個を内包するのです。

気の世界、そこはまた、全もなく、個もなく、大きさもなく、形もない、まるで仏教の説く、空のような世界にも思えます。

意識の集合体

気というエネルギーには区切りとか境がなく、全てが繋がって無限に無数のネットワークが出来上がり、物質とエネルギーが一体となって、果てしなく広大な宇宙が形造られています。大中心から球形に無限に拡がり、ビッグバンの時から今も尚、宇宙は膨張し続けています。

このことを考えているのは人間の脳なのですが、外の世界のことはよく解明されているのに比べて、脳自体のことはまだ解からないことが多いのです。確かに医学の発達で、構造的機能的に相当のことが解析され医療に活かされていますが、未知の領域がまだまだ残されているのです。

勘、直感、以心伝心、夢、予知能力など、太古の時代から科学が発達した今でも、多くの人が体験し、不可思議なこととして認めているところだと思います。ではこれらは全て脳医学や脳生理学で突き止められるものなのでしょうか?これからの研究で色々なことが解ってくるのが楽しみです。

意識が脳の働きによるということは理解出来ますが、誰にでもあるという潜在意識、さらに共通意識は脳だけの働きによるものなのでしょうか?勿論、アイデアやインスピレーションなどを認識したり判断するのは脳、特に左脳の働きですが、左脳の前に右脳にふと概念や映像やイメージなどが浮かんでいます。ここで取り上げたいのが、ふと突然頭に浮かぶという時、潜在意識から来ていることがあるということです。意識下という言葉があるように、私たちの意識の下に間違いなく存在する潜在意識、そして78億の人類全体が一つの共通意識で繋がっていると言われています。

自分の意識は深奥のところで、全ての人と繋がっていると言えます。意識のネットワークが在り、その中で毎日、様々な交流が行なわれているので、百匹目の猿現象が起こるのです。ユングの共時性もこのことを言っていると思います。産業革命が実際にあったように21世紀の生き方革命ということが現代に起こるかも知れません。

物心

物心は、〝ものごころ〟とも〝ぶっしん〟とも読みます。ものごころと言う時は、物事の分別とか人情、世間についての知識などを意味し、ぶっしんと言う時は、物心両面と言うように物質と精神のことを意味しています。

では「物の心」と考えてみるとどうでしょうか？　物の中にある心ということですが、物に心があるという考え方は出来ないでしょうか？　生物に意識や心があるということは解りますが、非生命体の物体にも意識や心というものがあるということは考えられないでしょうか？　一般的に、物と心は異質であり別物として分けられ、物に心があるということは当然否定され、物と心を完全に二つに分けた唯物論、唯心論、物心二元論を作ってきました。東洋思想には万物斉同という考え方があり、生命も非生命も気というエネルギーで出来ていて、その意味で一切のもの全ては同じであると言います。

では気は物と心を同時に造っているのではという問いかけがここで起こってきます。気は物質の全てを造っているわけですが、その時に心の元となる要素が気によって造られて、物の心性、心の物性ということが同時に起こるのではないでしょうか。心を込めて造った物には作り手の気が入るとよく言いますが、今の科学で解からなくても何かその物には気や心があるということを多くの人が感じているところではないでしょうか。

また東洋思想の陰陽論で大事なことは、陰は陰だけで成り立たず、陽は陽だけでは成り立たず、二つで一つの物事が成り立つということです。物と心は陰陽の関係であって、体と心が切り離せない身心一如ということと同じで、「物の中に心性があり、心の中に物性がある」ということを陰陽論では「陰の中に陽があり、陽の中に陰がある」という言葉で表しているのです。

自然は生命と物質をうまく調整し大調和の世界を造り維持していて、自然界のあらゆる気を通わすことで、秩序を保っています。生命は勿論、物質からも、気（エネルギー）が出ていて、その波動が「物の心」となって伝わり、美しさや愛おしさを感じさせ、日本的な侘び寂といった幽玄の世界観を生んでいるのではないかと思います。

気象

地球のように、数限りない生物が生息している惑星は、宇宙の中でまだ他に見つかっていません。最近になって生命体が存在する可能性のある星が少しずつ指摘されるようになってきましたが、まだ確認されるまでには至っていません。地球は長いその歴史の中で、数多くの生物を誕生させ、進化を遂げながら今に至り、これからも未来の地球史を築いているのです。生物が生存出来る条件が整ったその時、生命の種が地球に開花したと考えられますが、その大きな条件こそ地球の気象条件であったのです。

海の塩分濃度は人間の血液の塩分濃度と同じであり、空気中の酸素濃度も21％と生命誕生の時と変わらず、地球が生命を活かし守り育んでいるとしか考えられません。

その地球はまさしく母なる大地です。しかし、現在生態系全体に異変が起き、気象の異常変動が起こっていることは否めません。

気象は大気中の諸現象のことで、最近は気象衛星から毎日観測して隕石など宇宙の中で起きている現象の影響も分かるようになっています。しかし、今一番大きな問題は地球の自然破壊であり、自然が狂うと人間の科学では太刀打ち出来ず、現在も世界各地で今までになかったような被害が続出しています。生態系は自然そのものであり、自然破壊を続けると生態系を維持出来なくなり、地球上の全ての生物の生存に関わってきます。

私たちは自然を壊さない科学と生き方を心がけてシフトチェンジする必要があります。一人一人の心がけや想いは、気の集合パワーとなって、一定の臨界点を越えると急激に変化が起こるということが過去の人類の歴史から言えるでしょう。今着実に産業革命の次に来る劇的な地球規模のうねりが来ているように感じるのは私だけではないと思います。

気象は気が織り成す万象であり、生物の気と自然の気が交流しながら繋がっているネットワークが存在し、生態系全体、そして地球との一体感を持って生きていくことが生命存続の諸条件を守ることになると思っています。

伝播

伝わり広まることを伝播するといいますが、伝播にはもう一つ、波動が媒体を通じ、媒質の中を伝わっていくという意味があります。広がるには、何らかの媒体が必要となるのですが、人から人に伝わり広がっていく時に、多くの情報はメディアが媒体となり、また最近は個々人がインターネットを媒体にして世界中同時に一つの情報が伝播するといったことが可能になりました。価値ある情報が世界を飛び回り、世界を変えるということも考えられるのです。年齢、性別、国籍、民族、一切関係なく、地球のどこかで誰かが全人類的に画期的な、素晴らしい考えをインターネットで伝え、世界中に伝播し、それが急に爆発的伝播となることも考えられます。

しかし、人類の歴史を振り返ると、何の媒体もない原始時代から不思議な伝播現象が起こっていたのです。まず火を使い始め、道具をつくり、農業を始め、豪族が出来、王政が出来、巨大国家が出来、大航海時代や産業革命が起こり、大国の植民政策、世界戦争、環境破壊……これらのことは世界史、人類史の中で、不思議と世界各地で大体同じ時期に起きているのです。

百匹目の猿現象ということがありますが、ある島で芋を洗って食べる猿の数が百匹に達した時、はるか離れた遠くの島でも不思議に同じように芋を洗って食べる猿が出てきたという事実があるのですが、このことは人間にも起こっていると言われています。同時期に同じ発見、発明、社会現象が起こっているという事実がそれを物語っているのです。

これは見えない媒体で繋がり、伝播していると考えられますが、その見えない媒体とは私たちの潜在意識や共通意識（集合意識）であり、その中を特定の情報が伝わり広がっていくということで、有名なユングの共時性に言い表されています。気が通うと、以心伝心、虫の知らせ、風の便り、第六感という不思議なコミュニケーションが起こりますが、これも事実であり、全てに気が通じて可能になっていると思います。水面下で見えない気という媒質の中で、今も同調する波動が世界中に伝播しているのですから、気付き、目覚め、交流することで、日本の縄文時代のように環境汚染も戦争もない平和な地球が、急に現実になることが起こり得ることでしょう。

相生と相剋

東洋思想の根本的な考え方に五行説があります。この世の全てのものは木、火、土、金、水の五つに区分されるという捉え方で、東洋では長い間、生活の中で幅広く活かされています。気功は勿論のこと、漢方や医食同源の薬膳料理、易占い、干支、風水の根本にあって、東洋的生き方や、時の為政者の間で政治や兵法、都市作り、国作りにまで応用されてきたのです。左の表は五行の配当表の一部です。

五行	五臓	五腑	五季	五方	五色	五味	五悪	五志	五穀	五精……
木	肝	胆	春	東	青	酸	風	怒	麦	魂……
火	心	小腸	夏	南	赤	苦	熱	喜	黍	神……
土	脾	胃	土用	中央	黄	甘	湿	思	粟	意智……

金　肺　大腸　秋　西　白　辛　燥　悲　稲　魄……
水　腎　膀胱　冬　北　黒　鹹　寒　恐　豆　精志……

体、季節、方角、色、感情、味、食べ物……というように様々な要素が関わりあって現象が起きているわけですが、ここで注目すべきことは、五行の中の関わり合いの中で、助け合う関係と、対立する関係があるということです。それが相生と相剋です。

相生の関係とは、木生火、火生土、土生金、金生水、水生木で、木は火を、火は土を、土は金を、金は水を、水は木を生み助けるのです。

相剋の関係は、木剋土、土剋水、水剋火、火剋金、金剋木です。木は土を、土は水を、水は火を、火は金を、金は木を抑え込むのです。

簡単にいうと、好循環になるか、悪循環になるかの違いで結果に大きな差が出るということです。内臓全般の調子が良ければ、みんなで助け合ってうまく調整して健康を維持していけるのですが、一つどこか悪くしておくと次々と悪影響を及ぼし全体の調和を次第に崩してしまい悪化していくということです。東洋医学は全体の調和を大事にしながら部分を診て、常にバランスを保つことを心がけて養生の生活をすることを勧めているのです。

気の伝導

電気の伝わり方には、伝わる物体（伝導体）により大きな差が生じます。電気を伝えない物体は不導体（絶縁体）と言い、ゴム、エボナイト、雲母などがあり、良く伝わる金属などは導体と言います。そして導体と不導体の両方の性質を持つ半導体は、シリコンやゲルマニウムなどのことです。そして超伝導とは、超伝導体と言われるある種の金属や合金が、ある臨界の温度以下で電気抵抗がゼロになり最も効率良く電気が伝わることで、これを応用して超伝導永久磁石や永久エネルギーのような超伝導エンジンなどの研究が進んでいるのです。

電気抵抗が少なければ少ないほど、電気が伝わる時の無駄が少なく、効率良く伝わります。人間の体は70％の水分、ミネラルとして鉄、銅、亜鉛などの金属が含まれているので、電気を通しやすく、生体電気として全神経を流れ、生命活動を可能にしています。気功の気（内気）は体内を流れる全てのエネルギーのことで、電気、磁気、遠赤外線、超微粒子、超低周波、イオン、音波、バイオフォトン……まだまだ分析しきれない生体エネルギーの全てを含んでいます。

気の伝導は電気と同じく、抵抗が少ないほどいいのですが、複雑でデリケートな体内の気の流れは、気象の変化や生活動向、精神状態の変化に即、影響を受け、良くなったり悪くなったりするのです。一般的に穏やかに身心ともにリラックスしている時のほうが、抵抗が少なく体内の気の流れは良くなり、反対に緊張して力みや気負いが続くと気の流れに抵抗が増え、流れを阻害してしまいます。やはりリラックスすることが気の流れを良くし健康的な生活をするために現代では特に必要ですね。また気が他の存在と交流する時、やはり抵抗となるものが少なければ少ないほど伝わりやすくなります。それは素直な気持ち、迷いのない気持ちで、ごく自然に相手を一心に想う時、互いに抵抗なく伝導しやすくなるのです。

結びつきが強い心の通った特定の間柄には、波長が合いやすく伝導しやすいのです。やはり信じ合う、想い合う、祈り合う、愛し合う仲というのは気が通い合い、心が通い、気で繋がっているのです。天真爛漫でこだわりのない人同士は気が超伝導のようにどこまでも、いつまでも時空を越えて通じ合えるのではないかと思います。

意外の意

「意に介せず」とか、「意中の人」とかいう言葉の意とは、心の中にある想いや、考えていることを意味し、意外とは心に思ってもいなかったこと、考えにも浮かばなかったことを意味しています。

しかし、この意という字にはもっともっと深い意味があり、意を単に人の思いとか考えだけでなく、あらゆる意識の集合体と捉えると意は宇宙規模になります。そして意を意識と言い換えると、多くの意識が存在します。まず一般的に、意識は自意識（表面意識）のことを言うことが多いのですが、以下に存在する意識を並べてみますと、潜在意識、集合意識（共通意識）、生命体の意識、地球意識（ガイア）、宇宙意識、そして更に物の意識まで考えられますが、この全てを含めた大意としての意があり、それが意識の集合体ということです。

この宇宙の大秩序がビッグバン以来百億年以上も保たれているということは、とてつもなく大きな意が働いているのではないでしょうか。それは無限の意識の集合体でもあり、また一つの意識でもあるとも言えるでしょう。その意の働きが具現化した力が気ではないでしょうか。

簡単に言うと、気は意識でもあり、エネルギーでもあるのです。気功では意識（意念、意守）が気を導き、気が反応するところに意識が向くということを意気相随と呼んでいます。このように意識と気は同体化して離れず互いに影響し合っているのです。

意外なこととは、思いの及ばない（意の外のこと）で、思いの及ぶ範囲が現実として認識していることになるのですが、この宇宙全体が意識の集合体であると言っても、それを意外に思う人は少なくないでしょう。しかし、現実に意識していない意識（意外の意）が確かに在るのです。意外なことはこれからも益々出て来るのではないかと思っています。

天動説が地動説になり大きく常識が変わりましたが、それに匹敵するくらいの意外な出来事が起こっていると言っても、現代はおかしくない時代だと言えるでしょう。

不変の気

気はエネルギーです。そして気は物質の中にも存在します。それについてアインシュタインの相対性理論では、質量（物質）とエネルギーの関係を有名なE＝MC2乗の公式で表しています。M（質量）にC(光速)の2乗を掛けるとE（エネルギー）の大きさになるというもので、膨大な量のエネルギーが質羅の中に存在するということです。例えば1グラムの質量の中には、その何百億倍の数量のエネルギーがあるという驚くべき話ですが科学的に認められている事実です。

この広大無辺の宇宙には無数の天体があるわけですが、それをエネルギーに換算すると計り知ることの出来ない無量大数となって、宇宙エネルギー即ち気は無尽蔵ということになるのです。

そして更に、質量不変の法則（質量保存の法則）という近代物理学の基本となる法則があります。それは物質が化学反応により変化した時、変化と前と後でも物質の総量は変わらないというものです。

宇宙の全ての物質は時間と共に絶えず変化し続けているのですが、物質の総質量は常に変わらないことと、物質の持つエネルギーの総量も変わらないということで、質量もエネルギーも同じように無くならず、ただ形態が変化していくだけであるということです。

仏教の般若心経に出てくる、不生不滅、不増不減という言葉が質量不変の法則とここで合致します。そして色＝物質、空＝エネルギーとすると色即是空、空即是色という言葉は相対性理論の「質量とエネルギーは同等である」ということと一致しています。

気は宇宙全てのエネルギーを言い表します。そして原初の時から現代、そして遥かな未来に至るまで不変の気として存在し続けるのです。

識閾（しきいき）

識閾と言う聞き慣れない言葉があります。閾とはある刺激の感覚が出現するか消失するかの境目のことで、微妙な感覚を表しています。識閾とは顕在意識と潜在意識の間で、意識の働きが出現し始めたり消失し始めたりする境界のことを言います。識閾下とは潜在意識のことで、そのほんの少し前の状態が識閾で、識閾を含む識閾下のことをサブリミナルと呼んでいます。

閾、識閾、閾値などの言葉は心理学や物理学で専門用語のようにして用いられることが多く、あまり一般的ではないのですが潜在意識の世界と接していることで未知の領域から引き出される潜在能力の可能性が考えられる興味深い分野の一つであると思っています。

気功を行ない、放松（リラックス、安静）が深まっていくと、起きていながら半分眠っているかのような状態になることが起こりますが、これを入静と呼んで気功で到達していく境地のことです。それはまさしく半睡半覚の状態で、識閾のいう境界の意識状態と重なります。

この状態になった人の脳波は α 波からさらに睡眠時の θ 波に近づき、体内では自律神経の副交感神経が働き、内臓全般の働きが良くなり、エンドルフィンやドーパミンというホルモンが分泌され、ますます快適になり五感は穏やかに反応し頭も気持ちも深く休まります。そして潜在意識と繋がり、閃きやインスピレーションも湧いてくることがあります。この状態が識閾であり、意識は穏やかな曖昧な感じになって、とても気持ち良く楽しいものです。

また気感（得気感）とは気の感じ方を言う言葉ですが、気功（内気功）の練功中や外気療法の施術中に起こる気感はまさに閾の感覚といえるもので、痺れる、暖かい、重い、軽いなどの感じが自然と出現したり、また消失したり、それを繰り返したりする独特の感じが起こるのです。これは気の流れが良くなる時に出る反応で、その後は楽になるのが気功の特徴です。

日常、繰り返し使われる言葉や思い込んでいることは深いところで潜在意識と繋がり、体と心の可能性が引き出されているのではないかと思います。

今一度、言葉や思いの力を見直してみるのはどうでしょうか。

宇宙線と分泌腺

宇宙からは様々な宇宙線（宇宙エネルギー）が地球にやって来ていますが、やはり私達にとって最大の宇宙線は太陽エネルギーであると思います。太陽の光は地上の生物が生きていく為に必要不可欠で、朝日を浴びると人間の生体時計のスイッチが入りリセットされると言います。ずっと光に当たらず生活していると生体時計がずれていってしまうのですが、光がずれを修正してくれるので、生体リズムを保つことが出来るのです。

また太陽の光を浴びると皮膚の細胞がビタミンDを作り始めるということも解明されていますが、生きる為の機能のスイッチを入れたり、必要な栄養やエネルギーを生み出したり、驚くべき有難い力が太陽光線にあるのです。そして宇宙からは無数の宇宙線が降り注ぎ、悠久の時間の中で生命の誕生、成長、進化、調和しているという大ドラマが展開しているのです。

人体はある条件下で自律神経が働き、体にとって必要な物質を分泌します。外分泌物質として汗、涙、唾液、胃液、腸液、粘液が必要な時に必要な量だけ分泌腺から分泌され、そして内分泌物質としてホルモンが分泌されています。

自律神経が安定していると調整されて分泌腺から必要な物質が分泌されるのですが、調整が出来ないとホルモン異常や自律神経失調症ということになってしまいます。過労や強いストレスや環境ホルモンなども撹乱させている要因になっていて、環境問題は神経にまで悪影響を及ぼしているのです。

自然界には様々な宇宙線（宇宙の気）が溢れていて、そのエネルギーが常に強過ぎず弱過ぎず調整されて生命を守り育んでいるお陰で体の機能は正常に働き、分泌腺からは自然と体内で必要な物質が分泌されるという、まさに自然、宇宙、人間、生命は全てが不思議で神秘な存在と言えるのです。

自然に感謝し、宇宙から降り注いでいるエネルギーを感じ、光、空気、水、を頂き、体内で生み出される栄養や分泌物そして気の流れ、血流が良くなることを感じるようにして過ごす時間や価値観を取り戻すことが、今、現代に私たちに問われているのではないでしょうか。

うねり

「うねり」は大きな波です。水が動く、空気が動く、物が動く時、それは液体、気体、固体そのもの自体が動くのではなく、エネルギーが移動する上に媒体として動いているのです。動くもの全てにはエネルギーがあるから動くのですが、静止している物の内部でも原子や電子が動いています。そしてエネルギーが移動する時、波のように動き、そこには「うねり」があるのです。

エネルギーが波のように動くことを波動と言い、波動には周波数の長短があります。光は直進すると言いますが、非常に細かい波として直進します。光は電磁波の一種で、波長の長いほうから赤外線、可視光線、紫外線となります。可視光線は目に見える波長の電磁波です。

宇宙からは地球に無数の強力な電磁波が降り注いでいますが、自然が調整して守ってくれているお陰で生物は生存出来るのです。しかし、現代では地球を取り巻くオゾン層に穴が開き、オゾンホールから強力な紫外線が地上に注がれ、また周辺ではパソコン、携帯電話その他の電化製品からも無数の電磁波が飛び交い、身心に影響を与え、急激に問題化してきています。

全世界同時にこのような状況になってきたわけですが、これが現代という時代の大きな時流、潮流という「うねり」ではないでしょうか。うねりとなって現れる自然現象、社会現象、心的内的変化を止めることは出来ませんが、変化を前向きに捉え、新しい価値観、生き方を生み出す時が来たと思い、一度根本から見直すことが求められているのではないでしょうか。もしかすると共通意識のところから、この想いが全世界の人々にきているのではないかと思います。

宇宙の秩序、自然の調和に即した生き方をすることは気の流れを最も良くします。

現代のストレス社会から戦争のなかった縄文時代のような「まほろば」の意識で新文化

生活することを多くの人が潜在意識から求めているのではないでしょうか。今まさに時節到来で、大きな「うねり」が地球全体に押し寄せていますので、良きステップとなるようにしていきましょう。

正中線

正中線とは体の中心線のことで、頭頂から縦に真っすぐ通る線を言います。

私たちは常に万有引力と地球の自転による遠心力の合力である重力を体に受けています。重力があるから地上に私たちは居られるのですが、同時に重力は体にかかる負担にもなっているのです。受けている重力はみんな同じでも、体に負担が多いか少ないかは人により、状況により違ってきます。その違いは姿勢によるところが大きいのです。

重力は頭頂部から足裏までかかりますが、前後左右のバランスが良いと均等にかかるようになり体への負担は分散され少なくなります。正中線に沿って正しく真っすぐに姿勢を整えると頭、首、胸、背中、腰、腹、足への重力による負担が少なくなりますので姿勢を良くすると体は楽になるのです。

立ち方、座り方、歩き方は背筋を伸ばし正中線でバランスが取れていると疲れも少なくなります。このことは気の流れ方にも深く関係していて、重心を正中線の下部に置いて放松（弛緩）している気功の姿勢は気が流れやすくなります。

話を広げますと、体の正中線を貫いて気は天にも地にも繋がっていきます。はるか遠く天の上まで、そして地の中心まで繋がっていくことを通天貫地と気功では呼んでいます。実際に地球の中心に向かって地上の全てのものは引力により引かれ、その中心と繋がっています。そして万有引力により地球の中心は太陽の中心と引き合いながら繋がっていて、月や太陽系の惑星全てとも繋がり、銀河系の大中心とも繋がり、無数の天体や、他の銀河系宇宙とも繋がり、大宇宙の一大中心と繋がっているという超巨大な無限のネットワークが出来ているのです。

正中線を正しく真っすぐにして気を通すことは天の無限のネットワークに繋がり、地球の中心と繋がり全てのものと繋がることであるということを想いながら壮大なイメージをしてみると今まで味わったことのない新しい感覚が出てくるのではないでしょうか。

生命と気

生命を造り上げている根源的な気には、生気、精気、元気という言い方で表している気があります。

◎生気とは、生命になくてはならない気で、これがなくては生命は生まれないという、まさしく根源的な気です。宇宙に元々から存在している生命エネルギーのことを言っていま す。

◎精気は、やはり生命根源の気ですが、生命を含む万物を生み出す天地の気、即ち宇宙エネルギーのことです。また精力や気力のことを精気と呼ぶこともあります。

◎元気は、中国の宇宙生成論では万物生成の根本となる気であり、精気と同じ概念で使われています。一般的には、活動する元となる力や健康状態の良い時のことを言っています。

生気は東洋だけでなく、西洋にも同じ言葉で生気論という理論があります。ここでその生気論について簡単にお話しいたします。
◎生気論とはバイタリズムと言い、生命の営みは物理学や化学では説明できない非物質的な生気（ラテン語でVITA)があって成り立ち、その生気を持つものが生命であるという説です。古くは哲学者であり、科学者、生物学者であったアリストテレスが生気論的な見解を指摘したのですが、後にデカルト哲学を基にした近代科学の機械論的な自然観と対立する考え方となりました。
現代の科学、医学ではヒトゲノム(DNA解析）やクローン技術、バイオテクノロジーは目覚ましく発展していますが、生命の発生、機能、能力などに関しては、説明が出来ない非物質的な気というエネルギーがあるのです。

現代科学や、生物化学では生気論は認められていませんが、西洋にも生命について昔から理解を超えた生気(VITA)という存在があり、それは東洋の生気、精気、元気と根本のところで共通しているものと思います。ですから世界共通の生命観、価値観がここから生まれ、気で繋がった新しい世界が実現することも、今だからこそ考えられるのではないでしょうか。

概念

無限、無数、無量、無辺、無尽蔵、……無という概念をどう捉えるかは、まさに主観の問題で、客観的論理の限界がここにあるのです。無とは、無いという意味ですが上記の言葉の無の意味は無いのではなく、果てしなく在るということです。

どのくらい在るのか分からない、想像も出来ないとなると、それ以上は論理では永遠に把握出来無くなり、ただ漠然と抽象的な概念で捉えるようになるのですが、ここに東洋的な思想が登場してくるのです。

宇宙を現代の科学的、西洋的に考えると、始まりはビッグバンですが、時間的にも空間的にも究極のところがあると仮定して探求、研究しているので、究極物質の存在や宇宙の果ての存在を目指しているのに対して、東洋的には時間的に始まりも終わりもなく、空間的に増えもしないし、減りもしない、空の思想があるのです。

空は虚空であり、全てを有しているので虚空蔵であり、無尽蔵なのです。これを科学的に論理的に説明することは不可能に近く、東洋的思想は、全てを包み込む概念、観念として捉えているのです。

気を科学的に研究することは必要ですが、同時に気の概念として、始めから在り、無くなることもなく、増えもしない、減りもしない、ただ状態が変化し、物の姿形を変えていくという東洋の仏教にある諸行無常、不生不滅、不増不減のものとして捉えることがより気の本質に近づくと思うのです。

私たちは論理的思考に慣れていて、理論、理屈で物事を進めることが多いのですが、気を大きな概念で捉え、体で実感したり、把握したりすることで論理の限界を超えて気の世界を体験し、体得していくことに繋がっていくことになると思っています。

宇宙も生命も神秘的で、理解を超えた存在で、「いかに科学が進んでも永遠に解からないことは続いて出てくるのです。」と、あの大科学者のアインシュタインが述べています。

私たち自身が神秘なのですから、可能性は無限です。ですからどんな能力が出て、どんな感覚が目覚めて、素晴らしい世界が開けてくるかは、これからの大きな楽しみなのです。

今は不思議でも

今、電気の存在を疑う人はいないでしょう。しかし電気が発見される前は雷の正体も静電気の現象も何か分からず、電気は長い間神秘的で不思議な力でした。気は科学で未だ解明されていませんが、気があるということは多くの人が経験上知っていると思います。気力、気合、気心などの言葉は日常よく使われ、仕事に勉強に活かされ健康の大きな力となっています。今は不思議で半信半疑でも、将来はもっと気についてよく理解され、電気がそうであったように正しく使えるようになると思います。気を活かして安全で平和な暮らし、健康で元気、綺麗で長寿の人がどんどん増えてくると良いと思います。

著者略歴

中村　マコト（ナカムラマコト）
1949年東京生まれ
1987年全日本中国気功協会気功師に認定
1994年中国北京中医薬大学付属護国寺中医院気功科
気功外気療法師に認定
指導した教室
NHK文化センター東陽町、NHK文化センター横浜教室、
NHK学園くにたちスクール、東急モナリザサークル町田、
東急カルチャースクール藤が丘、よみうり文化センター町田、
西武コミュニティカレッジ船橋、
東急セミナーBE青葉台、
世界医学気功学会会員

気付き閃きアイデア・記入欄

気功に興味津津

「気」の存在、「気功」の意味、「気功と現代」の接点を浮かび上がらせる

2023年2月28日発行

著　者　中村マコト
発行者　向田翔一

発行所　株式会社 22 世紀アート
〒103-0007
東京都中央区日本橋浜町 3-23-1-5F
電話　03-5941-9774
Email: info@22art.net　ホームページ：www.22art.net

発売元　株式会社日興企画
〒104-0032
東京都中央区八丁堀 4-11-10 第 2SS ビル 6F
電話　03-6262-8127
Email: support@nikko-kikaku.com
ホームページ：https://nikko-kikaku.com/

印刷
製本　株式会社 PUBFUN

ISBN：978-4-88877-172-6